몸짱 기자 박현의

ALL THAT HEALTH

박현 지음

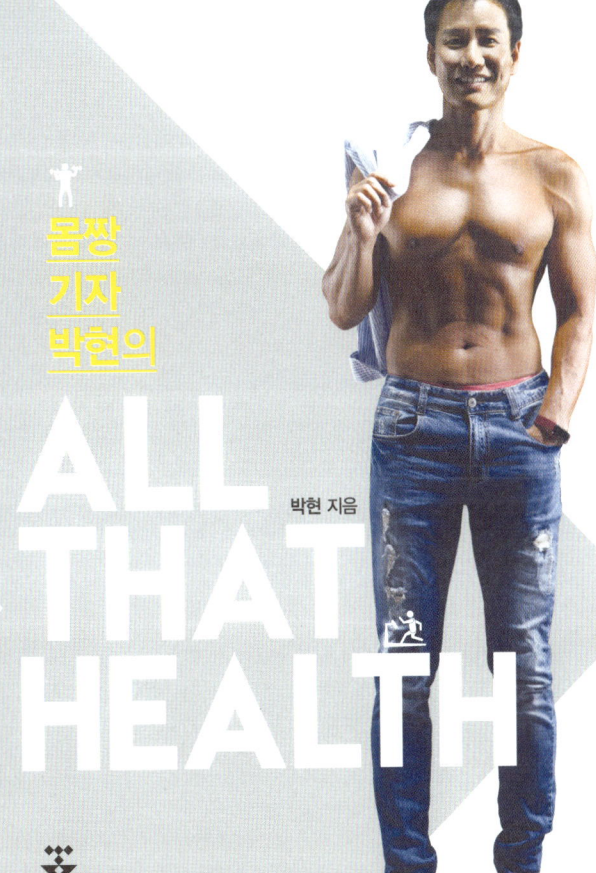

군자출판사

몸짱기자 박현의 ALL THAT HEALTH

첫째판 1쇄 발행 │ 2017년 1월 2일
첫째판 1쇄 인쇄 │ 2016년 12월 19일

지 은 이 박 현
발 행 인 장주연
출 판 기 획 옥요셉
편집디자인 우윤경
표지디자인 이상희
일 러 스 트 김성훈
발 행 처 군자출판사
　　　　　등록 제4-139호(1991. 6. 24)
　　　　　본사 (10881) 경기도 회동길 338(서패동 474-1)
　　　　　전화 (031) 943-1888 팩스 (031) 955-9545
　　　　　홈페이지 │ www.koonja.co.kr

ISBN 979-11-5955-111-6

정가 15,000원

죽을 때까지 운동하기_ 모질게 운동하기!

몸짱기자 박현의
ALL THAT **HEALTH**

꾸준한 건강관리를 통해 몸짱이 되어
노후를 건강하게 사는 노하우를 한 권의 책에 모았다.

죽어도 운동하기 싫은 사람도 이 책만은 읽어라.

100세 시대를 맞이하면서 건강에 대한 관심이 날로 고조되고 있는 가운데 대한민국은 현재 '건강한 몸 만들기' 열풍이 불고 있다. 몸짱 열풍이 아니라 몸짱 광풍이다. 이러한 사회적 현상을 반영이라도 하듯이 동네마다 헬스클럽과 피트니스센터 그리고 PT(Personal Training)숍이 우후죽순처럼 생겨나고 있다.

경쟁이 치열하다 보니 타 업체의 회원을 뺏어오기도 하고 트레이너들은 월급을 조금 더 준다고 해서 회원들을 데리고 다른 업체로 옮기는 꼴사나운 일도 발생한다. 업체 간의 지나친 마케팅 경쟁으로 인해 법적문제까지 발생하기도 해서 안타깝다.

도를 넘어서는 지나친 경쟁으로 가격을 덤핑해서 '헬스 월 2만원'이라는 문구도 쉽게 찾아볼 수 있다. 운동을 하고 있는 한 사람으로서 정말 안타깝기 그지없다. 하루 천원도 안 되는 돈(회비)을 받는 헬스클럽의 시설과 서비스 수준을 믿을 수 있을까? 하는 의문을 갖지 않을 수 없다.

운동을 좋아하는 사람들 가운데는 돈을 많이 받더라도 제대로 된 시설과 장비를 갖추고 높은 수준의 서비스를 제공해 주기를 바라는 사람들이 훨씬 많을 것이다.

이러한 것을 사회적 현상으로만 여기고 모르는 척 하기에는 마음이 편치 않다. 모든 것이 제대로 자리를 잡아 헬스업계에 종사하는 사람들도 보람을 느끼고 또 그 시설을 이용하는 헬스마니아들도 좀 더 자주 편리하게 이용해서 더욱더 건강해졌으면 하는 바람이다.

3년 전에 '건강짱 몸짱 만들기'라는 책을 써서 과분한 반응을 얻었던 몸짱기자는 대한민국 국민 모두가 건강한 몸짱으로 태어날 수 있도록 하는데 일조를 하고자 또 주제 넘는 일을 하게 됐다.

몸짱기자가 그동안 운동을 하면서 터득한 노하우와 의학전문 기자로 활동하면서 쌓은 건강에 대한 지식을 콜라보 해서 책을 집필하게 됐다. 직업적인 선수가 되려는 사람과 일반인이 참고할 책은 내용이 달라야 한다고 생각한다. 그래서 이 책은 전문가가 아닌 일반인이 참고하면 도움이 될 만한 내용이다.

책의 내용 가운데 일부는 몸짱기자도 회원으로 참여하고 있으며 47만여 회원이 활동하고 있는 다음 카페 '몸짱 만들기'에서 각 분야별 전문가(?)들이 포스팅한 내용을 참고했다.

즉 책의 내용들은 헬스 트레이너나 선수 등 전문가가 아닌 일반인 입장에서 관심을 갖거나 도움이 될 만한 내용들만을 엄선해서 모은 것이다. 따라서 전문가가 아닌 일반 독자들이 이해하기 쉽도록 몸짱기자가 다시 정리한 것으로 내용의 일부분은 '몸짱 만들기 카페'에서 참고한 것임을 다시 한 번 더 밝혀둔다.

운동을 하다가 또는 운동을 하고 싶을 때마다 이론적인 부문에 있어서 궁금할 경우 꺼내 보면 도움이 되는 책이 됐으면 한다. 아울러 나약해지려는 자신과 타협하지 않고 자신을 추스르고 심기일전 할 수 있는데 도움이 됐으면 좋겠다.

또 죽도록 운동을 하기 싫어하는 사람도 이 책을 통해서 운동에 대해 관심을 갖고 운동의 필요성을 깨달았으면 한다. 아울러 건강에 대한 지식을 얻어 건강을 관리하는데 도움이 됐으면 하는 마음 간절하다.

책이 나오기 까지 자료의 정리를 도와준 권효정 씨에게 진심으로 감사의 마음을 전한다. 또 책의 출판을 허락해 주신 군자출판사 미래창조기획부 옥요셉 씨와 장주연 사장님에게도 감사의 말을 전한다.

2016년 11월 투병생활을 마치면서 *몸짱기자*

· | 목 차 | Contents | ·

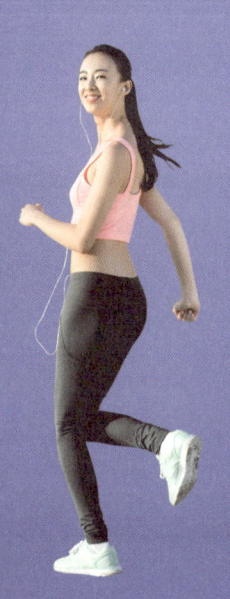

Chapter 01

"
운동을 시작하기에 앞서…
"

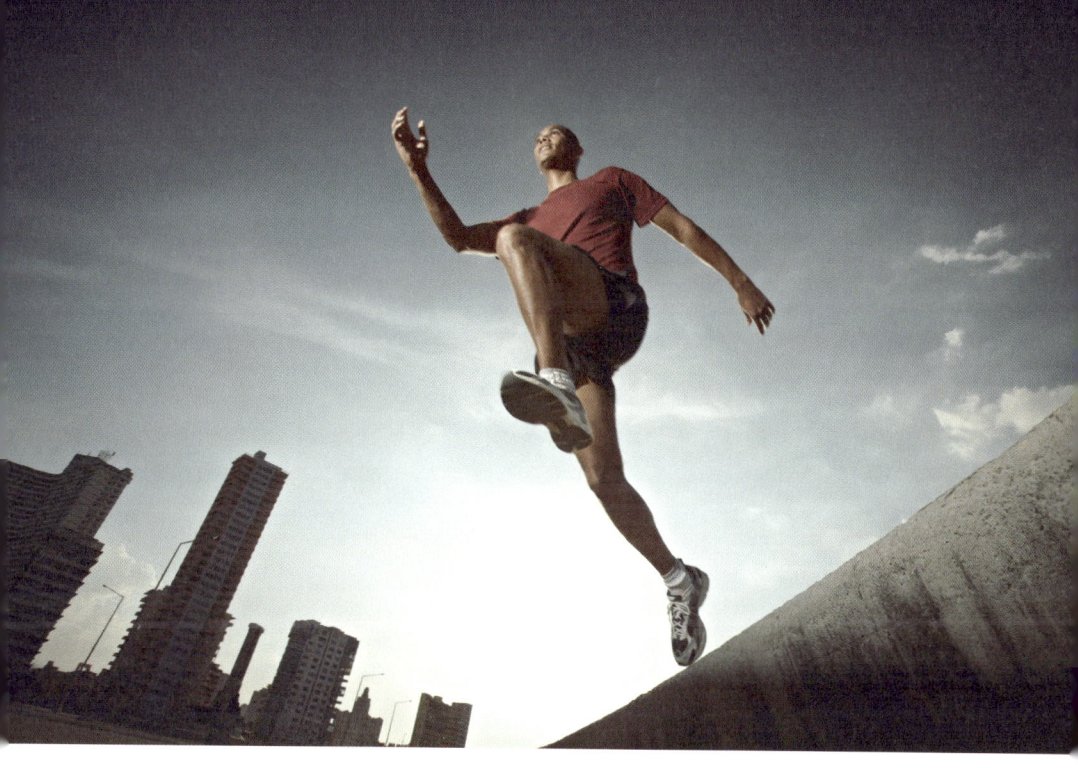

1-1 | 다이어트 초보자 가이드

감량계획

　신체에 무리를 주지 않고 감량하는 것을 추천한다. 급격한 감량은 위험하니 한 달에 1~2kg씩 감량한다는 계획으로 하는 것이 적당하다. 비만이 심각하면 한 달에 2kg, 심각한 수준이 아니면 1kg 정도씩 감량하는 게 좋다.

　그렇게 감량하면서 근력운동을 동시에 해줄 때 자신의 몸을 어떠한 계획으로 어떠한 부위를 조각하고 다듬어야 하는지 알 수 있고, 이렇게 해야 탈이 없고 부작용 없이 다이어트를 할 수 있다.

　자신의 기초대사량 만큼 또는 그보다 조금 적게 먹고 하루에 300kcal

의 열량을 운동으로 소비시키면 한 달에 1~2kg 정도 감량할 수 있다.

체지방이란?

음식으로 에너지의 섭취가 중단 또는 제한됐을 경우 이를 대비해서 체내에 에너지를 저장해 두었다가 에너지가 필요할 때 그것을 분해해서 에너지로 사용하는데 그것이 바로 체지방이라는 것이다. 지방 1g당 9kcal의 에너지를 만들어주는 지방은 비상식량과 같은 역할을 하는 에너지원이다.

이러한 지방이 과다하게 체내에 저장되면 그것이 비만이 되는 것인데 체지방을 빼기위해서 굶게 되면 신체는 체지방을 더 확보하기 위한 비상상태로 들어간다. 대신 근육을 빼어다가 에너지로 사용하기 때문에 근육량은 빠지고 체지방을 확보하는 비율은 높아지게 되는 것이다.

따라서 굶는 다이어트는 근육량 감소와 체지방 증가를 불러온다. 이래서 요요현상이 나타나는 것이다. 이러한 이유로 살이 더 잘 찌는 체질로 변하게 되어서 요요현상이 오게 되면 이전 보다 더 뚱뚱하게 되는 것이다.

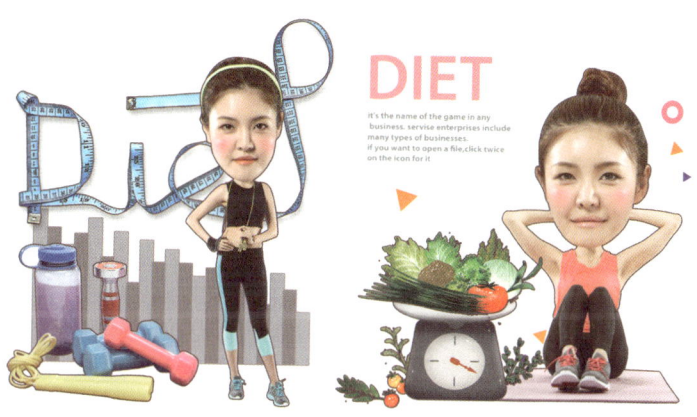

다이어트 식단

체중감량을 위해서 영양과 칼로리를 적절하게 제한해서 영양에 밸런스를 갖춘 식단이 다이어트 식단이다. 다이어트 식단은 무조건 칼로리만 줄이는 것보다는 영양은 충분히 섭취하면서 동시에 섭취 칼로리를 낮추는 것이 중요하다.

- **열량(kcal)** : 과학시간에 배웠듯이 물 1g을 1도의 온도로 올리는데 필요한 열의 단위로서 사람이 체온을 유지하고 음식을 소화시키며 운동을 하는 등의 신진대사 등의 활동에 사용되는 에너지를 말한다. 열, 빛, 운동 등 여러 형태로 전환된다.
- **총에너지** : 우리 몸이 필요로 하는 에너지 양의 합을 말한다. 기초대사량+활동에 필요한 열량+식품섭취로 인한 대사량이다.

- **기초대사량** : 움직이지 않고 자는 상태로 24시간 생명유지에 필요한 열량을 뜻한다. 내장활동, 체온조절, 생각, 감정 등에 사용되는 열량이다.
- **활동대사량** : 움직이거나 운동하면서 소비되는 열량을 말한다.
- **에너지소비율의 분포(각 총에너지 대비 비율)** : 기초대사 60~75% / 활동대사 20~30% / 소화 10%
- **에너지원** : 열량이 있어서 에너지원으로 사용되는 식품은 탄수화물, 지방, 단백질이며 이 식품들을 3대 영양소라고 한다.
- **열량섭취 비율(각 총에너지 대비 비율)** : 지방은 20~30% 이하, 탄수화물은 55~65% 정도, 단백질은 15% 정도의 열량비율로 섭취해서 에너지를 얻도록 한다.

다이어트 식단을 위한 준비 및 계획

1. 자신의 표준체중을 계산한다.
2. 목표체중을 설정한다.
3. 체중감량 기간과 유지 기간을 설정한다.
4. 먹는 음식의 종류를 정한다.
5. 몇 끼 식사를 하며 운동 전후의 영양섭취 방법을 정한다.
6. 어떻게 조리(요리)할지 정한다.
7. 하루 필요한 열량을 계산하고 그 값에 맞추어서 식단을 구성한다.

일반인들은 연예인들처럼 다이어트에 좋은 음식만 골라서 식단을 짜고 식이요법을 하고 싶어도 할 수 없다. 형편상 이것저것 골라서 먹을 여건도 되지 않을 뿐 아니라 그냥 집에서 먹는 식단에서 지방이 많은 음식이나 비만의 원인이 되는 음식만 가려서 먹으면 된다. 이렇게 조심해서 먹으면

식이요법은 성공한 것이다.

거창하게 식단을 짜거나 돈을 들여가면서 다이어트 식품을 구입하지 않아도 튀긴 음식과 같이 기름이 많이 들어간 음식, 그리고 햄버거 같은 패스트푸드나 라면같이 살찌는 음식에 대해서 주의하면서 먹으면 그것이 다이어트 식단이 된다.

단백질도 필수 영양으로 근육을 만들면서 동시에 다이어트 효과를 얻을 수 있는 닭 가슴살이나 참치 등 저지방의 육류를 단백질 식품으로 선호하고 있는 추세다. 그러나 이렇게 골라 먹기가 힘들 경우에는 육류는 이것저것 가리지 않고 섭취하되 단, 지방부분은 꼭 제거해서 먹으면 된다.

우리가 운동을 할 때 발생되는 활성산소는 노화를 앞당긴다.

운동할 때 특히 유산소운동의 경우 몸의 노화를 일으키는 활성산소가 발생하기 때문에 일주일 가운데 하루 정도는 꼭 휴식을 취하는 것이 좋으며 과다한 운동을 삼가하고 무리 없이 적당한 강도 내에서 하는 것이 좋다.

그리고 활성산소의 발생을 억제하는데 비타민과 미네랄, 기타 식물영양소들이 많이 함유되어 있는 자연식품들을 많이 먹어주면 활성산소의 분비를 감소시킬 수 있다. 특히 운동 후 비타민이나 미네랄 등이 풍부한 과일을 많이 먹어주면 활성산소를 억제하는데 도움이 된다.

음식으로 비타민과 미네랄 섭취가 어려운 분들은 종합영양제(종합비타민제)를 섭취하는 것도 도움이 된다. 종합비타민제는 센트룸 제품이나 오메가3 제품을 추천한다.

유행하는 다이어트는 요요현상 등 부작용도 크기 때문에 가장 일반적이고 전통적으로 내려왔던 다이어트 방법을 실천하는 것이 좋다.

그리고 다이어트는 3개월 정도 되어야 일반적으로 효과가 나타나기 시작하기 때문에 초창기에 너무 효과가 없다고 서두르거나 조급해서는 안 된다.

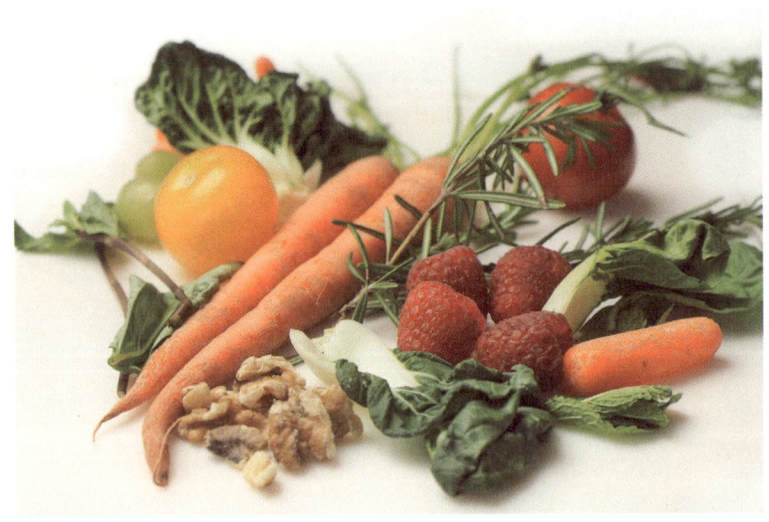

무엇을 먹을까?

매끼 식사는 꼭 하되 폭식은 절대 금물이며 저칼로리와 저지방 위주의 식단으로 하고 야채나 채소 그리고 닭 가슴살 또는 생선과 같은 고단백, 저지방, 저칼로리의 육류위주로 식사를 해야 한다.

채소와 야채 등 식이섬유는 포만감과 흡수속도를 조절해주기 때문에 좋고 식물영양소들도 좋다.

각종 비타민과 미네랄, 칼슘 같은 필수영양소는 필요량만큼 섭취해야 한다. 이들 영양소를 먹어 주어야 탄수화물이나 단백질의 영양소들이 원활하게 작용하기 때문이다.

단백질은 인체 근육의 50%를 차지하고 있는 영양성분이기 때문에 정상적인 신체를 만들기 위해서는 꼭 섭취해야 되는 영양이다. 닭 가슴살, 계란 흰자위, 생선, 쇠고기, 참치, 두부 등이 여기에 해당된다.

탄수화물은 우리가 활동하고 생활하는 에너지를 제공하는 영양소다.

흰쌀밥, 현미, 콩, 옥수수, 감자, 고구마 등이다.

이와 같은 필수 영양소를 충분히 섭취해야 신체리듬도 원활하며 신체의 영양이 균형 있게 공급할 수 있는 것이다.

물은 하루 1.5리터~2리터를 마셔야 한다. 근육을 만드는 남성이나 어느 정도 수준에 올라 있는 사람은 4리터 정도 마셔도 된다.

간식은 과자나 빵류 보다는 샐러드나 야채, 과일 등 비타민과 섬유소가 풍부한 식품이 좋다.

음식은 튀겨서 먹는 것보다는 찜이나 구이나 국으로 해서 먹는 것이 좋다. 튀기게 되면 기름기의 영향으로 칼로리가 증대되고 튀긴 음식은 몸에도 좋지 않다.

▌먹지 말아야 할 음식

과당은 다이어트에 해가 된다. 과일 중에서는 과당함유량이 적은 과일을 먹거나 오후에는 과일을 먹지 않는 것이 좋다.

단 음식(설탕)이나 기름진 음식, 기타 지방이 많은 음식은 칼로리가 높아서 적게 먹어도 살을 찌도록 하는 주범이다.

술은 열량이 높고(1g당 7kcal의 열량), 술과 함께 먹는 안주도 뱃살의 주범이다. 특히 음주는 활동이 없는 밤에 먹기 때문에 지방축적을 높여서 복부지방으로 쌓인다.

기름에 튀긴 음식, 인스턴트식품 & 패스트푸드, 자장면, 스파게티, 돈가스, 청량음료, 제과 & 제빵식품, 사탕, 초콜릿, 빙과류, 정제식품 등은 삼가야 한다.

얼마만큼 먹을까? 먹는 양도 중요하다.

활동량이 적어서 살찌기 쉬운 **저녁은 소식**하고 **20시 이후에는 금식**하는 것이 좋다.

식사량이 갑자기 줄거나 기초대사량 이하로 음식물을 섭취하게 되면 영양공급의 불균형으로 요요현상이 발생한다. 기초대사량 보다 250~300 칼로리 더 먹는 것이 좋다.

운동 후에는 계란흰자나 닭 가슴살 같은 고단백 식품과 함께 샐러드, 감자 같은 탄수화물을 먹어주면 좋다.

어떻게 먹을까? 먹는 방법 또한 중요하다.

30~60회 꼭꼭 씹어 먹거나 작은 스푼으로 먹는다.

음식이 완전 분해되지 않으면 다이어트의 효과가 떨어진다. 그래서 조금씩 자주 먹고 천천히 먹어서 먹은 음식이 완전히 연소되도록 한다.

물과 음료수 같은 수분은 음식과 같이 먹으면 안 된다. 식사 중 수분 섭취는 소화능력이 저하되고 음식의 당분을 빠르게 흡수시켜서 GI수치가 높은 음식을 섭취하는 효과로 작용한다. 식사 전후 30분 내에서 수분섭취가 좋다.

> ※ GI수치란 Glycemic Index로 우리 말로는 혈당지수를 말한다. 즉 GI수치는 얼마나 빨리 탄수화물을 분해해 혈당으로 변화시키는지를 나타내는 것이다.

저녁은 일찍 먹고 **밤참**은 줄이거나 **먹지 않는 것**이 좋다. 활동이 없는 밤에는 칼로리 소비가 적고 밤에는 에너지를 축적하는 작용이 발생하기 때문에 밤에 먹는 음식은 뱃살로 가게 된다.

먹을 때에는 **음식에만 집중**하는 것도 중요하다. TV를 보거나 잡담하면서 먹게 되면 이것저것 많은 양을 먹게 된다.

달콤한 음식이나 맛있는 음식은 전부 다이어트에 해가되는 음식이라 생각하고 다이어트에 도움이 되는 맛없는 음식을 어떻게 하면 맛있게 먹을 수 있을까 하는 방법을 찾아야 한다.

식단을 한 종류로 할 것인지 아니면 2~3가지 종류로 바꾸어가면서 할 것인지 정하는 것이 좋다. 번거롭더라도 한 가지 식단 보다는 일주일 단위로 식단을 바꾸는 것이 좋다.

▍단식과 굶는 다이어트

단식과 유산소운동에만 의존한 채 비효율적인 다이어트를 해서 결국은 다이어트에 실패하는 사람들이 많이 있다.

알지도 못하면서 자기만의 다이어트 방식으로 다이어트를 하는 여성들을 보면 참으로 안타깝기도 한다.

'알고 하면 1년 모르고 하면 10년'이라는 말이 있듯이 배워서 운동의 질을 높이는 것이 중요하다.

다이어트를 하고자 하는 의욕과 노력으로 다이어트에 시간과 돈을 투자하지만 운동지식의 부족으로 실패만 반복하는 것을 보면 답답하다. 운동도 배워야 다이어트에 성공할 수 있는 것이다.

많은 사람들이 굶거나 음식 섭취량을 제한하는 다이어트를 하곤 한다. 식사량은 줄이고 먹고 싶은 것이 있어도 참고 그렇게 굶거나 음식 섭취량을 제한하면 체중은 줄어들게 된다.

체중은 줄어들고 있으나 정말 고통스럽다. 배는 항상 고프고 먹지 못했으니 기운은 없고 또한 음식을 통한 영양이나 좋은 호르몬을 생성하지 못해서 신경은 저절로 날카로워지고 잠도 잘 오지 않고, 일, 공부도 잘 되지 않는다.

특히 굶어서 뺀 다이어트는 일시적인 현상일 뿐이며 요요현상이 바로 찾아와서 다이어트에 실패하게 된다. 기초대사량과 근육량이 확보되지 않은 상태에서 무조건 식사량을 제한하면 무서운 요요현상이 100% 오게 되어 있다.

요요현상으로 다시 찌게 된 살은 빼기 전의 살 보다 지방의 비율이 더 높아지게 된다. 다이어트 할 때 굶게 되면 인체가 생존의 위기를 느껴서 지방으로 비축하는 비율이 더 높아지기 때문이다.

그만큼 근육량도 빠져 나가고 인체는 체지방을 비축하는 시스템으로 전환되어 그 만큼 지방을 더 많이 비축하게 되는 것이다.

굶게 되면 몸에서 음식이 안 들어오는 것을 감지하고 굶어 죽지 않도록 몸이 대비하게 된다. 적게 먹은 음식에서 비상시를 대비해서 체지방을 더 많은 비율로 비축하게 되는 것이다.

대신 근육의 단백질을 빼어다 에너지로 쓰기 때문에 근육만 소비되어 감소되는 결과를 초래 하게 된다.

식사요령

굶지 말고 **3끼 식사**를 꼬박 꼬박 챙겨 먹으면서 **웨이트 트레이닝**을 먼저 실시하고 다음에 **유산소운동**을 해야 한다. 웨이트 트레이닝 하기 전에 스트레칭과 5분정도의 유산소운동은 굳어진 몸을 푸는데 도움을 주어서 부상방지에 효과적이다.

공복에 운동하면 체지방 감량에 효과적이라고 흔히들 알고 있다. 맞는 말이다. 체지방을 그만큼 많이 빼서 쓴다. 그런데 이때 근육 속의 단백질도 같이 빼서 에너지로 사용하기 때문에 근 손실이 많이 발생된다. 체지방뿐만 아니라 근육도 같이 빠진다는 이야기다.

때문에 **웨이트 트레이닝 하기 1시간 전에는 탄수화물을 섭취**해 주는 게 좋다. 쉽게 구할 수 있는 고구마 같은 다당류의 탄수화물이 좋다.

탄수화물은 체내에 흡수되어서 간과 근육 속에 저장되는데 이것을 글리코겐(포도당)이라고 한다. 운동할 때 이 글리코겐을 소비하면서 근육의 손실을 막아주는 것이다.

모든 운동을 마치고 나면 근육 속에 빠른 에너지 재충전을 위해서 포도주스와 같이 흡수가 빠른 단당류의 탄수화물을 섭취하면 좋다.

그리고 **운동을 끝내고 한 시간 이후 고단백의 식사**를 해주면 좋다. 계란 흰자, 닭 가슴살, 참치 같은 생선, 저지방 우유, 쇠고기 등이 고단백 식품으로 추천하는 식품들이다. 또 육류를 섭취할 때에는 지방이 있는 부분과 껍질은 떼어놓고 먹으면 그것도 고단백 식품섭취가 되는 것이다.

흔히 오해하는 착각 중에 하나가 수분이 몸에 빠지면 좋다고 하는 것이다. 그래서 수분섭취를 제한하고 찜질방이나 사우나에서 땀을 빼기도 한다. 하지만 이것은 잘못된 정보다. 빠져나간 수분 때문에 일시적으로 체중이 줄어들어 보일 수는 있지만 수분섭취를 하게 되면 다시 원래의 체중으로 돌아오게 된다.

몸짱이 되려면 **물을 많이 먹어 주는 게 좋다.** 물을 많이 먹어주면 노폐물도 제거해주고 그래서 피부에도 좋고 몸에도 좋다. 운동 전이나 운동 중에 그리고 운동 후에도 조금씩 자주 마셔주고 기상 직후에도 두 컵 정도를 마셔주는 게 좋다.

미녀는 잠꾸러기(보디빌더는 잠꾸러기)라는 말이 있다. 근육도 생성되려면 **충분한 휴식과 수면**을 취해주는 게 좋은데 하루 일과의 1/3은 수면으로 충분한 휴식을 갖는 것이 중요하다.

몸짱기자가 생각하기에는 **여성**에게 제일 중요한 **근력운동**은 **가슴운동, 힙업운동, 복근운동**으로 생각된다. 물론 전체 부위를 골고루 해주는 게 좋다.

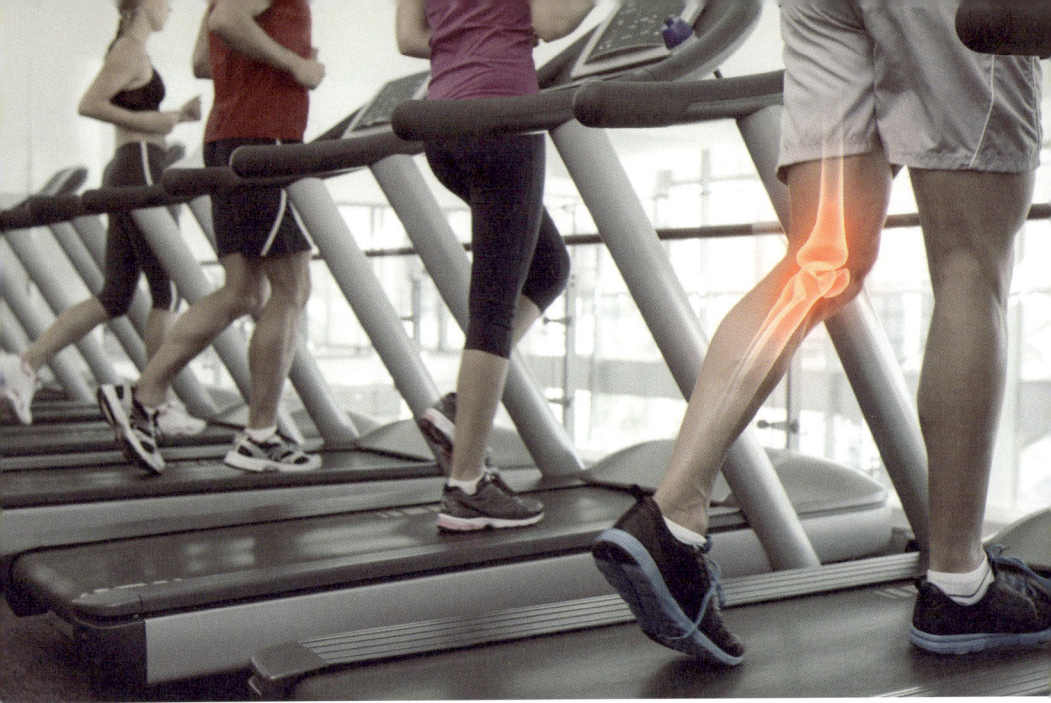

1-3 | 이것만은 알고 하자

▌알고하면 1년, 모르고 하면 10년

힘은 지식과 함께 오는 것이다. 이 말은 몸만들기에도 적용되는 것으로서 올바른 지식은 몸짱을 만드는 데 지름길이 된다.

좋은 헬스기구, 좋은 헬스환경도 중요하지만 방법을 아는 것이 더 중요하다. 고기가 많아서 낚시를 잘 하는 것이 아니라 낚시방법을 알아야 낚시를 잘하는 것처럼 트레이닝 방법을 알아야 더 빠르고 더 풍성한 결실을 얻게 된다.

운동경력이 많다거나 운동량이 많다고 해서 좋은 몸이 만들어지는 것이 아니다. **지식을 쌓아서 운동의 질을 높이는 것**이 좋은 몸을 완성하는데 중요한 포인트다.

알고 운동하는 것은 약이며 모르고 운동하면 독이다. 모르고서 운동하면 운동이 노동이 될 수 있으며 그것은 곧 몸만 망치는 결과를 초래한다.

알고하는 것과 모르고 하는 것의 차이가 바로 실패와 성공의 차이이며 제자리를 맴도는 운동은 몸의 변화를 기대할 수가 없는 것이다.

헬스관련 서적을 자주 접하는 것이 좋으며 더 좋은 것은 **인터넷**을 **활용**하는 것이다. 또 **목표 롤 모델**을 정해 놓는 것도 좋다. 그래서 궁금증이 생길 때마다 검색을 해서 공부를 하는 습관이 중요하다.

세계적으로 유명한 보디빌더들의 훈련노하우와 비법, 그리고 세계적으로 유명한 전문가들의 전문적 지식과 과학적 자료들을 참고해 운동에 응용하면 좋다.

편식이 영양 불균형을 주듯이 한 사람의 지식도 자칫 몸만들기에 불균형을 줄 수 있다. 수많은 운동 전문가들과 경력자들의 경험적 지식과 노하우, 그리고 유명 보디빌더들의 트레이닝 방법들을 인터넷과 같은 매체에서 쉽게 접할 수 있다.

▌다이어트 운동

다이어트를 위한 운동 중 •**유산소운동** •**근력운동** •**유연성운동** 등 3가지 중 하나만 빠져도 운동을 잘 못하고 있는 것이다.

유산소 운동은 **수영, 걷기, 달리기,** 각종 **구기 종목** 등이 유산소운동에 속하며 체지방을 에너지로 사용하기 때문에 다이어트 체지방 감량에 꼭 필요한 운동이다.

근력운동(무산소운동)은 그날 먹은 음식을 에너지로 사용하기 때문에 감량효과는 적지만 근육량을 늘려서 탄탄한 신체를 만들게 하며 근육량이 높아지면 칼로리 소비도 증대되어서 다이어트에 꼭 필요하다.

활동 시 소비되는 에너지는 근육의 활동으로 칼로리가 소비되는 것이

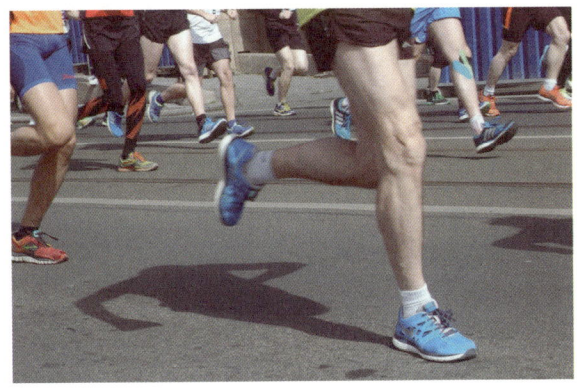

다. 그렇기 때문에 근육량이 많으면 많을수록 다이어트에 유리하다. 그래서 **다이어트 할 때에도** 아령(덤벨) 등으로 하는 **근력운동**이 필요하다.

살빼기로 지방이 빠져나가면 가죽은 줄지 않고 그대로 남아서 신체는 탄력을 잃게 된다. 따라서 지방이 빠져나간 자리를 근력운동으로 근육량을 늘려서 근육으로 채워야 탄탄하고 균형 잡힌 신체를 만들 수 있는 것이다.

유연성운동은 스트레칭이나 요가같이 근육과 골격을 이완시켜주는 동작으로서 혈액순환을 원활하게 도와서 **혈액순환이 잘 안 되는 부위에 지방(살)이 몰리는 것을 방지**할 수가 있다.

또한 신체를 풀어주고 이완시켜주어서 **운동 중 부상예방 효과**를 얻게 하며 또한 부상이나 통증을 풀어주는 효과가 있어서 부상예방이나 부상치료에 꼭 필요한 것이 스트레칭 같은 유연성운동이다.

유연성운동은 몸매의 라인을 만들어 주고 골격을 바로 잡아 주기 때문에 전체 **라인을 만드는데 필요한 운동**이다.

여러 번 강조하지만 **부위별 다이어트 방법이란 없다.**

다이어트 잡지나 정보를 보면 부위별로 살 빼는 운동법들이 많이 소개되고 있다. 특정부위 운동을 할 때 근육이 자극이 된다고 부위별로 살이 빠진다고 착각을 할 수가 있다. 실제로 유산소운동을 할 때 사용되는 에너지는 몸 전체의 피하지방이 소모되면서 얻어지기 때문에 부위별로 살이 빠진다는 것은 잘못된 생각이다.

결론적으로 과학적인 이론으로 보았을 때 부위별로 살을 빼는 방법도 없으며 부위별로 빠지지도 않는다. 그렇기 때문에 복부비만 해소를 위해서는 전체적으로 살을 빼야 된다는 결론이다.

▌살찌는 순서

- 엉덩이 → 허벅지 → 복부 및 허리 → 가슴과 팔뚝 → 목 → 얼굴
- 살 빠지는 순서(살찌는 순서의 반대로 빠진다)
- 얼굴 → 상체(가슴, 팔뚝) → 복부와 다리 → 엉덩이

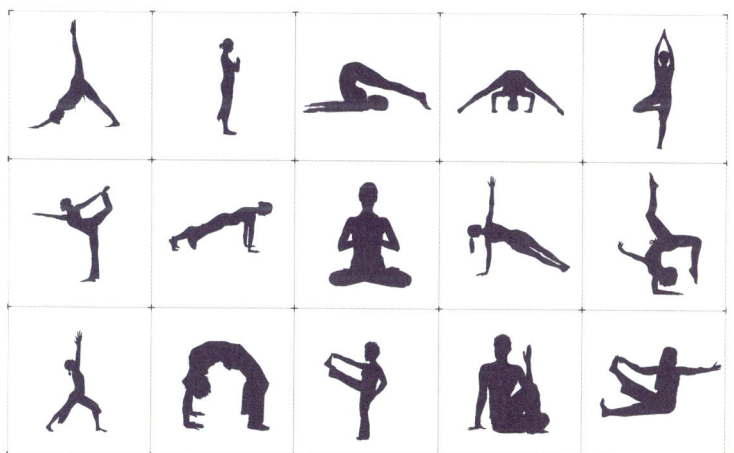

다이어트를 위해서는 **많이 움직여서 칼로리를 소비하는 것이 최선**이다. 5분 일찍 기상해서 스트레칭을 하는 것도 좋은 방법이다. 엘리베이터 보다는 계단을 이용하고 2~3정거장 되는 거리는 걸어서 다니며 교통수단을 이용하더라도 앉지 말고 일어서서 근육에 계속 긴장을 주는 것이 칼로리

소비에 효과적이다. 그리고 수업 후 휴식시간이나 TV를 볼 때에도 틈틈이 스트레칭 등을 해주어서 근육에 긴장을 계속 유지하는 것이 칼로리 소비에 효과적이다. 이렇게 **스트레칭**을 자주 해주면 체형교정이나 라인을 형성해주는데 도움을 주어서 체형을 예쁘고 바르게 해주고 혈액순환 촉진 및 신진대사 증대에도 도움이 된다.

유산소운동은 산소를 체내에 많이 공급해주어서 체지방을 에너지로 사용하면서 체지방을 태워서 소모시키는 체지방 감량에 직접적인 도움을 주는 운동이다. **유산소운동은 시간이 중요하다.** 일반 걸음속도로 걸을 경우에는 1시간 이상을 걸어야 체지방을 에너지원으로 사용하는 유산소운동 효과를 얻을 수 있다. 그런데 30분만 걷게 되면 체지방 제거는커녕 그날 음식으로 섭취한 칼로리도 에너지로 사용 못하고 체내지방으로 쌓여서 비만이 더욱더 증대될 우려가 있다.

조깅의 경우 처음 20분 동안은 그날 섭취한 탄수화물이 에너지로 사용되다가 20분 이후부터 체지방이 에너지로 사용된다. 그래서 **조깅**은 **쉬지 않고 30분 이상**은 해야 효과가 있다.

유산소운동은 **파워워킹**이 효과가 좋다. 파워워킹은 조깅보다 강도가 절반수준 밖에 되지 않기 때문에 **쉬지 않고 50분 이상**(1시간 정도)은 해야 효과가 있다. 달리기가 힘든 만큼 살을 빼는데 효과가 좋다고 알고 있는데 달리기 같이 운동 강도가 높아지게 되면 무산소운동 수준이 되어서 체지방을 에너지로 사용하는 것보다 그날 먹은 음식의 칼로리를 에너지로 사용하는 비율이 높아진다. 이에 비해 파워워킹은 유산소운동의 수준이 높기 때문에 체지방을 에너지로 사용하는 비율이 높아져서 체지방 감량에 더 효율적이라고 할 수 있다. 또한 파워워킹은 관절에 부담도 적게 주고 힘도 적게 들어서 초보자도 쉽게 소화할 수 있는 유산소운동이다.

그리고 인터벌 트레이닝이 효과가 좋다. **인터벌 트레이닝**이란 운동 강도에 강약(레벨)을 조절하면서 운동 강도(속도)에 변화를 주는 것이다. 강도 높게 운동해서 심박수를 극대화하고 힘들면 운동 강도를 낮추어서 심박수를 안정되게 해서 힘을 비축한다. 이렇게 높은 강도로 운동하다가 낮은 강도로 운동을 하면서 힘을 비축하고 다시 높은 강도로 운동하고 하는 과정을 반복한다. 처음에는 5회 정도 반복하다가 점차적으로 반복횟수를 늘려가면서 10회 이상 반복하는 것이 효과적이다.

유산소운동으로 걷기운동을 추천한다. 특히 **걷기운동** 중에 **파워워킹 프로그램**을 추천한다. 파워워킹은 일반적인 걷기운동보다 2배정도 칼로리 소모를 할 수 있는 효과가 있는 운동이다.

보통 일반적인 걸음, 편안한 걸음(쉬운 걸음)의 레벨을 5로 잡았을 경우 자신이 최대로 빨리 걸을 수 있는 걸음의 레벨을 10으로 잡는다. 이렇게 레벨을 잡았을 경우 7, 8, 9 레벨이 빠른 레벨속도의 걸음이 된다. 1분 단위로 레벨을 조절하면서 걸으면 효과적이다. 레벨5로 시작해서 레벨6-레벨7-레벨8-레벨9-레벨10으로 1분 간격 마다 점차적으로 레벨을 올려준다. 초보자나 여성의 경우 레벨10까지 올리게 될 경우 체력적인 부담이 될 수도 있다. 따라서 레벨5에서 레벨8까지 1분 간격으로 레벨을 올리면서 반복한다. 그리고 마지막에 최대 레벨인 10으로 1분간 걸으면서 레벨을 점차적으로 줄여서 레벨5에서 마무리한다.

결론적으로 그냥 같은 레벨로 걷는 것보다 **레벨에 변화를 주면서 걷게 되면 체지방감소** 측면에서 **더 효율적**이다. 체력이 좋은 사람이라면 걸었다가 점점 속력을 올리면서 뛰는 방법으로 레벨을 올리는 방법으로 해도 괜찮다.

유산소운동은 **1주일에 3~4회 이상**은 실시해야 효과가 있다.

체지방 감량을 위해서는 **웨이트 트레이닝 후 유산소운동**을 하는 것이 좋다. 웨이트 트레이닝으로 그날 먹은 음식(탄수화물)을 에너지로 사용해 탄수화물 글루코겐을 소모한 다음에 유산소운동을 하게 되면 그날 먹은 음식(탄수화물)이 고갈되어서 바로 체지방을 에너지로 사용하게 되어서 체지방을 태워서 소모하는데 그만큼 효율적이기 때문이다.

근력운동과 유산소운동을 모아서 병행할 때 권장하는 초급자의 운동패턴은

가볍게 걷기 5분 → 스트레칭 5분 → 근력운동 40분 (아령 등으로 할 수 있는 근력운동) → 5분간 휴식 → 걷기 1시간 또는 달리기 30분 → 몸 풀기 운동 5분

그렇지만 초급자의 경우 이렇게 한 번에 무산소운동과 유산소운동을 모아서 할 경우 체력적인 부담이 커지고 피로도가 높아질 수 있다.

그럴 경우 하루는 유산소운동, 다음날에는 무산소운동을 격일로 번갈아 가면서 하면 좋다.

격일로 번갈아 가면서 근력운동과 유산소운동을 할 경우

[1일] 유산소운동은

가볍게 걷기 5분 → 스트레칭 5분 → 걷기 1시간 또는 줄넘기 30분 → 몸풀기 운동 5분

※ 줄넘기는 30분 이상 실시해야 체지방 감량효과가 있으며 달리기도 30분만 해도 걷기 1시간 한 것 만큼의 감량효과가 있다.

[2일] 근력운동(무산소운동)은

가볍게 걷기 5분 → 스트레칭 10분 → 근력운동 40분(아령이나 바벨 등으로 할 수 있는 근력운동) → 마무리 운동(스트레칭) 5분

초보자의 유산소운동은 뛰는 것 보다 걷는 운동이 더욱더 효과적이다.

뚱뚱한 비만자의 경우 몸무게 때문에 하체의 근력이나 관절이 강한 상태가 아니다. 그렇기 때문에 처음부터 뛰는 운동으로 무리하면 관절부분에 부상이나 통증이 발생될 수 있다. 이것은 곧 장기간 운동을 하지 못하게 되는 원인이 된다. 고강도의 운동은 오히려 식욕이 더욱 왕성해져 음식물 섭취량이 증가되어서 다이어트 효과가 떨어질 수 있다.

일반적으로 유산소운동 중 가장 이상적인 심박수는 최대심박수의 60% 수준이 적당하다. 이 정도 수준의 운동 강도는 개인적으로 느끼기는 강도가 **'가벼우면서도 조금은 힘들다'**라는 느낌을 갖는 운동 강도다.

기구 없이 심박수를 측정하는 방법으로는 달리는 상태에서 손목에 인지와 중지를 대고 15초간 뛰는 맥박수를 측정한 다음, 측정된 수에 4를 곱하면 1분간 심박수가 나온다.

▍최대심박수=220-나이

60%의 심박수로 운동할 경우 심박수 산출방법 : (220-나이)×0.6
적정 운동 강도=(최대맥박수-안정시맥박수)×0.4~0.7+안정시맥박수

최대 맥박수에서 안정시 맥박수를 뺀 값에 0.4~0.7을 곱한 후 여기에 안정시 맥박수를 더하게 되면 적정 운동 강도가 산출된다.

유산소운동의 운동 빈도는 **일주일에 3~4회**가 좋으며 **3개월 이상 지속**해야 효과를 얻을 수 있다. 참고로 유산소운동 직후 또는 유산소운동 중에 복근운동을 해주면 심박수가 극대화되어서 복부에 있는 지방이 그만큼 소비되어서 복부비만에 효과가 있다.

중요한 것은 운동은 꾸준히 계속해야 한다는 것이다. 그러기 위해서 자

신에게 맞는 재미있는 운동을 찾는 게 필요하다.

운동은 즐거운 마음으로 하는 게 중요하다. 스트레스를 받으면서 숙제를 하듯이 하면 효과가 그만큼 줄어든다. 그리고 가족 또는 친구와 파트너를 정해서 짝짓기 운동을 하면 대화도 나누며 운동하고 지루하지 않고 재미있게 할 수 있다. 반대로 헬스장에 가서 친구와 잡담만 하면서 시간을 보내면 안 된다. 집에서 운동할 때에는 TV를 보거나 신나는 음악을 틀어놓고 운동하면 즐거워진다. 숨이 차오르지 않으며 몸도 괴롭지 않아야 자연스럽게 웃는 얼굴을 만들 수 있다. 싱글벙글 페이스는 콧노래를 자연스럽게 노래할 수 있는 정도로서 다리에 느끼는 부담도 경감되고 피로물질인 유산을 억제해서 힘들지 않게 해준다.

자신의 **적성에 맞는 운동을 선택**하는 게 무엇보다 중요하다. 자기에게 적합하고 자신이 잘하는 운동을 고르는 것이 운동을 오래 할 수 있는 비결이다. 유행하는 운동이나 다른 사람들이 추천하는 운동보다는 자신의 적성에 맞아야 재미있고 오래해도 싫증나지 않기 때문이다.

근력운동(웨이트 트레이닝)은 필수로 해야 된다. 너무 무리해서 다이어트하거나 오랜 시간 동안 힘들게 운동해서 단기간에 급격히 살을 빼면 몸도 망치게 되고 다이어트에 성공해도 요요현상이 나타난다. 그래서 단기간 강도 높은 운동으로 살을 빼는 것 보다는 생활 속에서 칼로리를 소모하면서 적당한 강도로 운동하면서 살을 빼는 것이 요요현상 재발도 막을 수 있으면서 몸도 망치지 않는 비결이다.

장기간 동안에 꾸준히 운동을 하게 되면 기초대사량이 증대되면서 에너지를 많이 소모하는 체질로 만들어 주게 된다. 기초대사량의 증대와 탄탄하고 균형 잡힌 건강미 넘치는 몸을 만들기 위해서는 근력운동(무산소운동)을 해야만 한다. **아령**이나 **바벨**을 이용한 운동, **팔굽혀펴기** 같은 자기체중을 이용한 운동, 헬스클럽에 있는 **머신이나 케이블 기계를 이용한 운동** 등이 근력운동이다.

유산소운동이 체지방을 에너지로 사용하는 반면에 근력운동(무산소운동)은 그날 먹은 음식(탄수화물)을 에너지로 사용한다. 그래서 살을 빼는 다이어트 운동은 유산소운동이다. 하지만 다이어트 운동시 근력운동도 필수로 해야 한다. 근력운동의 다이어트 효과는 그날 먹은 음식에서 칼로리를 소비해주는 정도의 효과지만 근육량을 늘려주는 효과가 있기 때문에 필수로 해야 되는 것이다. 유산소운동으로는 기대하는 만큼의 근육량 증대는 어렵기 때문이다. 따라서 근력운동이 귀찮고 힘들더라도 필수로 해야 한다.

근력운동은 근육량을 늘려서 탄탄하고 건강미 넘치는 균형 잡힌 신체를 만들어준다. 그리고 사람이 활동할 때 근육이 움직이면서 칼로리가 소비되는 것이기 때문에 근육량이 많으면 칼로리 소비량도 늘어나서 다이어트에 유리하다. 근육량이 많으면 기초대사량이 그만큼 증대되어서 다이어트에 효과적이라는 것이다. TV 브라운관이 클수록 전기를 많이 먹는 것 같이 근육이 많을수록 에너지를 많이 소비하는 것이다.

여성의 경우 여성호르몬의 영양으로 몸이 굵게 되거나 근육이 울퉁불퉁하게 되지 않으니 걱정하지 말고 근력운동을 필수로 해야 한다. 근력운동을 하게 되면 일단 근섬유를 자극해서 근육량을 증대시킨다. 그리고 골격도 그만큼 굵고 단단하게 된다. 이처럼 골격계에도 작용해서 골격성장에 큰 도움을 준다. 그래서 근력운동은 골다공증 예방효과도 매우 높다.

▌근력운동 요령

운동전 스트레칭과 워밍업은 필수다. 굳은 몸을 풀어주고 유연하게 해주어서 부상방지는 물론 유연성 증대에도 도움이 된다.

특히 스트레칭 같은 유연성운동은 관절과 골격을 이완시켜 줌으로써 혈액순환을 원활하게 돕고 혈액순환이 잘 안 되는 부위에 지방(살)이 몰리는 것을 방지할 수가 있다. 또한 신체를 풀어주고 이완시켜주어서 운동

중 부상예방 효과를 얻게 하며 또한 부상이나 통증을 풀어주는 효과가 있어서 부상예방이나 부상치료에 꼭 필요한 것이 스트레칭 같은 유연성 운동이다. 유연성운동은 몸매의 라인을 만들어 주고 골격을 바로 잡아 주기 때문에 전체 라인을 만드는데 필요한 운동이라고 할 수가 있다.

중요한 것은 체력에 맞는 무게로 실시해야 된다. 중량을 최대로 무겁게 든다고 해서 근육량이 증가되는 것이 아니다. 무겁게 운동하면 과도한 운동으로 오버 트레이닝에 걸리기 쉽다. 충분히 컨트롤 할 수 있는 무게로 실시하면서 정확한 자세로 실시해야 한다.

운동종목은 부위 당 1~2개정도, 세트는 종목당 2~3회 정도, 반복횟수는 조금 많게(12~20회 정도), 하루에 전신을 다 하거나 이틀에 나누어서 하는 것이 권장된다.

특히 정확한 자세가 중요하다. 정확한 자세가 올바른 근육을 만들 수 있으며 부상도 예방할 수 있다.

그리고 **충분한 영양섭취**가 좋다. 웨이트 트레이닝을 하게 되면 근조직이 손상되고 파괴되는데 이를 복구하는데 단백질을 섭취해주어야 되는 것이다.

아울러 **정확한 호흡**을 하는 것이 중요하다. 힘을 줄때 숨을 내쉬고(내뱉고) 빼는 동작에서 숨을 들이 마신다. 중력 반대방향으로 힘이 작용할 때 즉 미는 운동은 밀 때, 당기는 운동은 당길 때, 펴는 운동은 펼 때, 구부리는 운동은 구부릴 때 숨을 내 쉬는 것이다.

유산소운동과 근력운동의 병행

물론 유산소운동과 유연성운동을 병행해야 한다. 웨이트 트레이닝은 무산소운동이기 때문에 체지방을 감량하는 운동이 아니다. 유산소운동이 체지방을 감량하는데 효과적인 운동이다.

웨이트 트레이닝의 **무산소운동**을 통해서 근육량을 증대시키면 탄력 있고 날씬한 몸매를 만드는 것과 동시에 기초대사량을 증대시켜서 많이 먹어도 **살찌지 않는 체질로** 바꾸어 준다는 것이다.

유산소운동이란 말 그대로 산소를 체내에 공급해 줌으로써 체지방을 에너지로 사용해서 체지방을 태우고 분해해서 소비해주는 운동이다. 때문에 몸에 **축적된 지방을 분해**해서 소비시키는 데에는 **유산소운동**이 가장 효과적이다. **조깅(달리기), 파워워킹(빠르게 걷기), 등산, 자전거 타기, 훌라후프, 줄넘기, 수영, 각종 구기 종목, 스탭퍼, 런닝머신** 등을 이용한 운동이 유산소운동에 속한다.

일주일에 3~4일의 빈도로 하거나 체력이 가능하면 5일 이상 또는 매일 유산소운동을 실시하는 것도 좋다. 조깅 강도에서는 30분, 파워워킹 같은 강도에서는 1시간 정도 해주면서 식이요법 조절만 잘하면 누구든지 체지방을 제거할 수 있다.

웨이트 트레이닝은 무산소운동으로서 그날 먹은 칼로리는 에너지로 소비하나 체지방 소비율은 경미하다. 하지만 웨이트 트레이닝은 근육량을 늘려서 단단한 신체를 만들게 하며 근육량이 높아지면 칼로리 소비도 증대되어서 다이어트에 꼭 필요하다. 활동 시 소비되는 에너지는 근육의 활동으로 칼로리가 소비되는 것이다. 그렇기 때문에 근육량이 많으면 많을수록 다이어트에 유리하다. 그래서 다이어트 할 때에도 아령 등으로 하는 웨이트 트레이닝이 필요한 것이다. 살빼기로 지방이 빠져나가면 가죽은 줄지 않고 그대로 남아서 신체는 탄력을 잃게 된다. 지방이 빠져나간 자리를 웨이트 트레이닝으로 근육량을 늘려서 근육으로 채워야 탄탄하고 균형 잡힌 신체를 만들 수 있는 것이다.

웨이트 트레이닝과 유산소운동을 병행해주면 체지방뿐만 아니라 심폐지구력도 증가되고 근육량과 근력증대로 체력과 건강에도 보탬이 되며 엔돌핀의 증가로 생활에도 활력이 생긴다.

다이어트와 웨이트 트레이닝

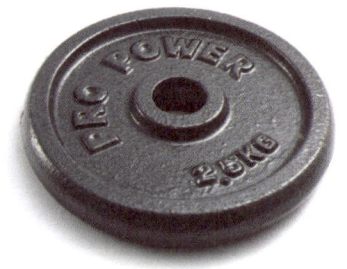

맛있는 음식을 먹으면서도 얼마든지 아름다운 몸매를 만들 수 있다. **많이 먹어도 살찌지 않는 체질로** 만들 수가 있는데 그것이 바로 **지속적인 웨이트 트레이닝을 통해 신체의 근육량을 증가시키는 것**이다.

우리가 활동할 때 근육이 움직이면서 칼로리가 소비되는 것이기 때문에 근육량이 많으면 칼로리 소비량도 늘어나서 다이어트에 유리하다. 근육량이 많으면 기초대사량이 그만큼 증대되어서 다이어트에 효과적이라는 것이다. 근육은 에너지를 쏙쏙 빨아 먹는 에너지 먹이라고 생각하면 된다. 따라서 신체의 **근육량이 증가**되면 그만큼 증가된 하드웨어를 유지하기 위해서 **기초대사량이 증가**하게 되는 것이다. 이렇게 하드웨어(기초대사량)가 증가된 만큼 에너지 소비율이 높아져서 많이 먹어도 살이 찌지 않는 체질로 만들어 주는 것이다.

근력운동은 운동할 때뿐만 아니라 운동 전후에도 지속적으로 에너지를 사용하게 하는 역할을 한다. 운동하는 1~2시간이 아니라 그 후의 22시간을 관리하기 위해서도 근력운동이 중요한 것이다.

그렇다고 근력운동만 맹신해서는 안 되며 **근력운동과 유산소운동의 병행과 적절한 식이요법** 관리가 필요하다. 근육운동과 유산소운동을 한다고 해서 마구잡이식으로 먹으면서 음주를 하고 마음껏 먹으면 안 된다.

모든 운동이 그렇지만 웨이트 트레이닝은 특히 정직한 운동이다. 헬스클럽에 가면 런닝머신, 고정자전거, 스탭퍼 등을 이용해서 많이 사람들이 운동을 한다. 그 밖에 집에서 운동하는 사람들은 위 세 가지 기구운동을 하거나 기구가 없는 사람들은 공원이나 학교운동장에서 파워워킹과 조깅을 하거나 줄넘기, 거실에서 훌라후프를 돌리는 것을 많이 하게 된다.

그런데 여성들 중에는 아령이나 역기를 들었다 났다 하는 사람들은 그 수가 많지 않다. 꼭 필요한 운동이 웨이트 트레이닝(근육운동, 근력운동)인데 겁나기도 하고 어렵기도 하고 잘 모르기도 하고 왠지 여성이랑은 어울리지 않을 것 같기도 하고 그렇다. 하지만 웨이트 트레이닝은 정말 정직하고 재미있는 운동이다. 딱 내가 노력해준 만큼 정확히 결실로 맺어 돌아온다. 과연 똑같은 시간과 똑같은 노력을 투자해서 다이어트를 했을 때 어떤 방법이 가장 효율적으로 다이어트를 했나 살펴봐야 할 것이다.

다이어트 할 때 웨이트 트레이닝을 해야 되는 이유 (남녀공통)

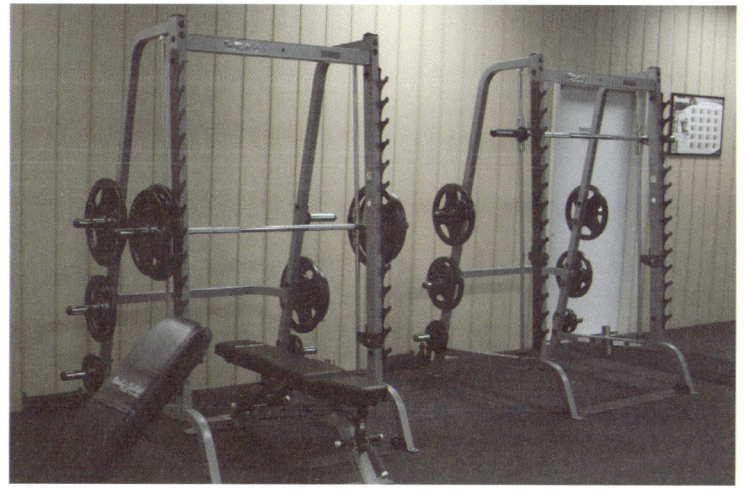

1) 인체 내에서 소비되는 칼로리의 대부분이 근육이 사용하기 때문에 근육량이 증대되면 소비 칼로리도 증가된다.

사람이 운동하거나 활동할 때 대부분 근육이 사용되고 그만큼 열량을

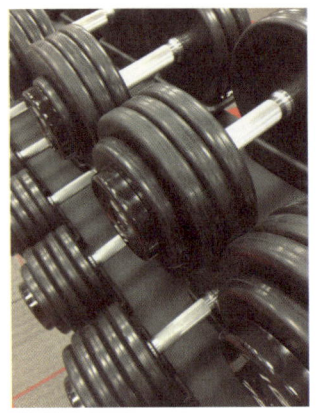

필요로 하기 때문에 근육량이 많은 만큼 기초대사량도 많아지게 되는 것이다.

2) 웨이트 트레이닝은 피부의 탄력성 유지와 전체적인 몸매의 균형을 잡아준다. 지방이 빠져나가면 피부는 탄력을 잃고 신체도 균형을 잃게 되는데 이것을 웨이트 트레이닝을 통한 근육으로 채우면 탄탄하고 균형 있는 몸을 만들 수 있는 것이다.

3) 근력운동은 골다공증 외에 관절염을 예방하기 때문에 골격계 관련 발병률이 높은 여성에게는 필수라고 할 수가 있다.

근력운동의 압력에 자극을 받은 뼈세포들은 계속해서 새로운 뼈를 생성해서 골밀도를 증가시키며 관절을 둘러싼 연골에 신선한 혈액을 공급시켜서 관절의 퇴화를 예방한다.

빠뜨릴 수 없이 중요한 것이 식이요법이다. **멋진 몸매의 비결은 식이요법이 60%**이며 **운동이 40%**이다. 보디빌더나 전문선수는 반대일 수도 있다. 기초대사량에 맞게 음식을 먹는 것이 중요한데 칼로리에 대해서 많이 알아보고 정보를 습득해서 음식별 칼로리를 잘 알고 그것에 맞추어서 식단을 짜는 것이 중요하다. 음식을 먹을 때 내가 먹는 음식의 칼로리가 얼마나 될까 하는 궁금증을 가지고 그때마다 칼로리 정보를 검색해서 공부하면 된다. 칼로리 정보를 많이 알수록 다이어트 성공의 가능성은 높아진다.

근육이 커지지는 않을까?

　여성들은 웨이트 트레이닝을 해서 근육량이 증가되면 남자처럼 울퉁불퉁 해질까봐 걱정을 하기도 한다. 여성의 경우 여성호르몬(에스트로겐)의 영향으로 근육발달을 저해시키는 특성을 가지고 있기 때문에 걱정을 안 해도 된다. 그래서 여성은 남성에 비해서 근육량이 절반정도 밖에 되지 않고 때문에 기초대사량과 에너지소비의 감소로 남성 보다 여성의 비만율 또는 지방율이 높은 것이다. 그런데 여성 보디빌더들 보면 남자보다도 더 우람하고 울퉁불퉁한 모습을 동영상이나 사진을 통해서 볼 수 있다. 그런 여성 보디빌더는 남성호르몬제 또는 특수 보충제와 강도 높은 훈련과 특수훈련을 받기 때문에 울퉁불퉁해지는 것이다. 생활 자체가 보디빌더가 되기 위해 맞춰져 있기 때문에 그렇게 되는 것이다.

　일반적으로 여성은 여성호르몬 때문에 여성의 경우 강도 높게 근력운동을 해도 근육이 울퉁불퉁하게 되지는 않는다. 다이어트를 하게 되면 체내지방이 빠져나간 만큼 피부는 탄력을 잃게 되고 신체의 건강미도 떨어지게 된다. 이것을 근육으로 채우면 탄력 있고 건강미 넘치는 몸매를 만들 수 있는 것이다. 근육은 밀도가 높고 지방은 밀도가 낮기 때문에 같은 무게에서 근육은 지방의 절반정도 크기다. 따라서 근육량이 증가되면 더욱더 슬림(날씬)한 몸매를 만들어준다. 그러면서 탄력도 있으면서도 날씬한 몸매를 유지하게 해준다. 때문에 많은 여자 연예인들이 근력운동을 필수로 해주고 있으며 몸짱 아줌마 정다연·이현아 씨와 같은 몸매도 근력운동으로 완성된 몸매다. 근력운동은 탄력 있고 매끈한 근육, 바로 여성분들이 원하는 S라인 몸매를 만들어 주는 것이다.

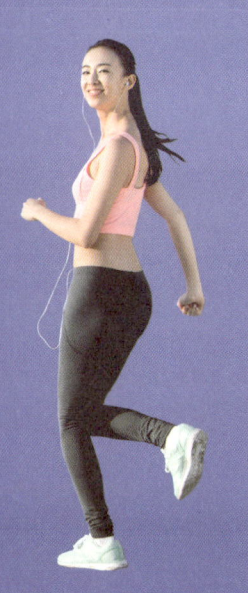

Chapter 02

"
본격적으로 운동하기,
시작이 반이다.
"

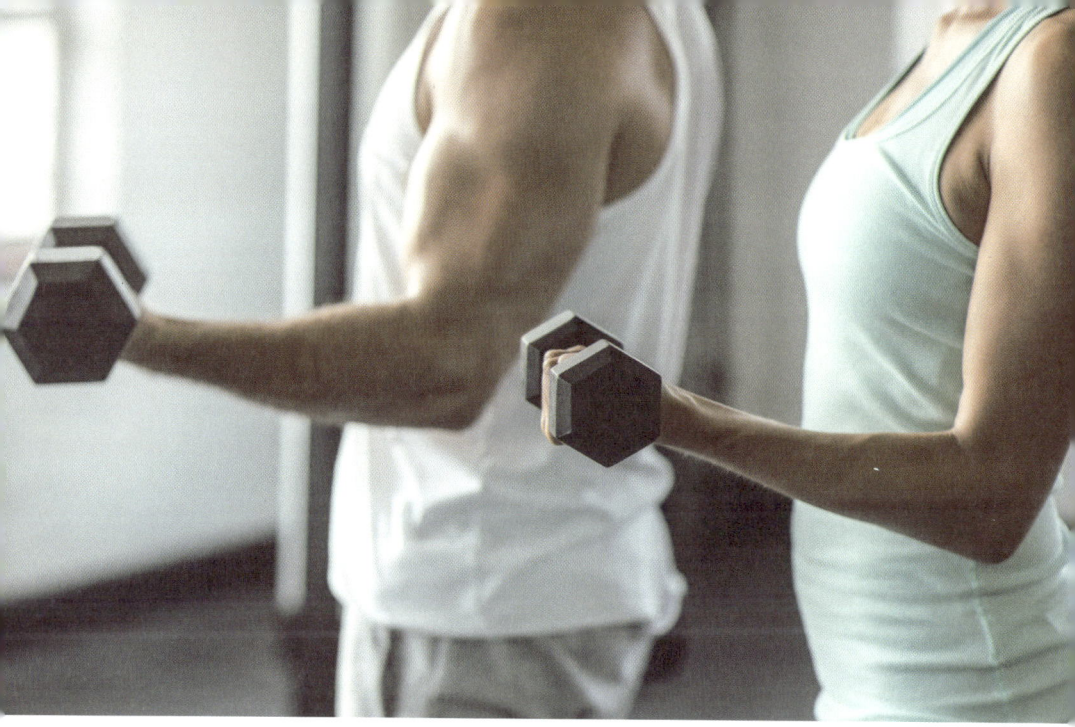

2-1 | Health란?

왜 헬스가 필요한가?

우리는 현재 수명 100세 시대를 맞이하고 있다. 그러나 인간에게 주어진 환경과 과학화된 현대사회의 환경은 너무나 다르고 이로 인해서 운동부족과 체력저하 및 이로 인한 각종 질병의 문제가 대두되고 있다.

헬스는 운동을 통해서 신체기관과 기능을 건강한 상태로 증진시키며 치열한 경쟁 속에서 살아남기 위한 체력과 힘을 기르고 운동부족으로 발생되는 각종 질병을 예방해 정신적·신체적으로 건강한 삶을 영위하기 위해 필요하다. 또한 건강한 신체와 매력적인 몸매를 가꾸고 자신을 최고의 브랜드로 만들어서 자신의 가치를 높이기 위함에 있다고 하겠다. 몸이 변하면 인생도 180도 변하게 된다.

헬스 초보자에게

중량운동을 한 번도 실시해본 적이 없는 사람이거나 최근 6개월 동안 정기적인 중량운동을 하지 않았던 사람을 초보자 또는 초급자라 부른다. 중량운동에 익숙하지 않기 때문에 부상 및 안전사고의 발생빈도도 높으며 체력적으로도 취약해서 웨이트 트레이닝 시 각별한 지도와 주의가 필요하다. 때문에 초보자는 기본과 원칙에 충실하고 자세를 바르게 하며 기초단계부터 천천히 실시하는 것이 바람직하다. 성급하게 근육을 만들기 보다는 웨이트 트레이닝에 적합한 몸을 만들고 기본과 기초를 배운다는 자세로 헬스에 임해야 된다. 기초가 단단하면 중·고급자 단계에서 훈련하는데 도움이 많이 되며 평생 부상을 입지 않고 훈련할 수 있기 때문에 초급자는 탄탄한 기초를 다지는 데에 목표를 두고 헬스에 임해야 한다.

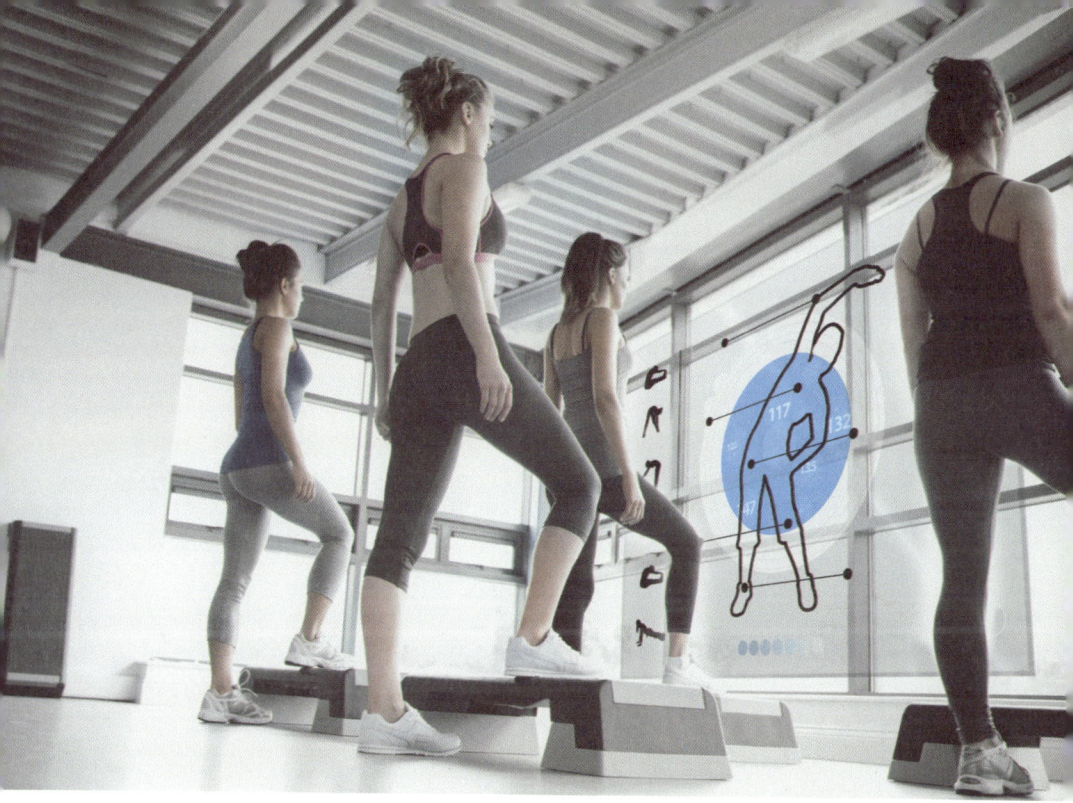

2-2 | 올바른 운동 방법

정확하고 바른 자세로 해야

자세는 **근육의 모양**을 **결정**짓는 중요한 요소다. 바른 자세에서 강한 힘이 나오는 것이며 운동동작도 자유롭게 되어서 그만큼 운동능력이 증대된다. 또한 초급자 때 바른 자세를 익혀야 나중에 고급자 단계의 응용자세에서도 무리 없이 실시할 수 있다.

정확한 자세를 위해서는 부위별 운동의 설명을 참고하고 거울을 보면서 훈련하거나 자신의 훈련모습을 스마트폰으로 촬영해서 자신의 자세를 수시로 점검하는 것도 도움이 된다.

초급자는 정확하고 바른 자세로 실시하는 게 가장 중요하다. 카페에서는 고급자들 또는 보디빌더 들이 실시하는 변형자세(응용자세) 및 변칙 가동범위로 실시하는 팁들을 많이 소개하고 있다. 그러나 이러한 팁들은 모두 고급자들을 위한 팁이다. 초급자는 근신경 발달이 미비하기 때문에 컨트롤하는 데 무리가 많이 따른다. 때문에 초급자는 이론과 원칙에 의거한 바르고 정확한 자세로 동작해야 부상을 당하지 않는다. 만약 초급자가 바른 자세로 하지 않고 변칙자세 또는 반동을 이용하게 되면 부상 또는 안전사고의 위험이 있다. 부상을 당하면 평생 운동을 못하게 되거나 평생 고질병 또는 장애, 불구자가 될 수도 있다.

▌목표근육에 집중하는 것이 가장 중요

엄청나게 무거운 고중량으로 훈련하고 강도 높게 훈련하는 데에도 불구하고 근육발달에 변화가 없는 사람들이 있을 수 있다. 이들의 문제는 목표부위(자극점)에 집중하지 못해서 비롯되는 문제다. 따라서 원하는 목표부위 근육에 집중해서 힘이 다른 부위로 분산되는 것을 막고 목표부위의 근육만을 이용해서 실시해야 한다. 가슴운동을 하는데 가슴근육은 사용되지 못하고 어깨근육과 삼두근육으로 힘이 분산되면 그만큼 가슴운동의 효율성은 떨어지게 되는 것이다. 가슴운동을 한다면 가슴근육만 참여하도록 집중하는 것이 근육성장의 가장 큰 비법이다.

반복속도를 천천히 하는 것도 목표근육에 집중하는데 도움이 되며 또한 부상예방에도 도움이 된다. 횟수에 너무 집착하지 말아야 한다. 예를 들어서 벤치프레스로 가슴근육을 공략한다고 가정할 때 바벨을 들어 올릴 때 가슴근육만 이용해서 바벨을 밀어 올려야 되며 여기서 근육의 조여지는 수축작용도 가슴에 최대한 수축되도록 해야 한다. 바벨을 내리는 이완동작에서도 가슴근육으로 이용해서 바벨을 받쳐서 내려야 하며 근육이 옆으로 늘어져서 이완되는 느낌도 가슴에 집중되어서 느껴야 한다.

언제나 목표부위에 집중…마음으로 만들어지는 근육

우리가 웨이트 트레이닝 할 때 중량기구를 들어 올리는 것은 근육의 힘에 의해서이지만 그 근육을 조정하고 움직이는 원천은 정신력에서 오는 것이라고 할 수 있다.

올바른 호흡법

바른 자세는 바른 호흡법에서 나온다고 한다. 처음부터 호흡법을 바르게 익히면 나중에 웨이트 트레이닝을 본격적으로 하는 데 큰 도움이 된다. 호흡법이 잘못되면 운동 중에 두통이나 기타 건강상의 문제가 발생될 수도 있다.

올바른 호흡법은 **근육을 수축 시킬 때**(Positive 동작 시) **숨을 내쉬고 근육을 이완 시킬 때**(Negative 동작 시) **숨을 들이 마시는 것**이다. 즉 가장 힘을 쓰는 동작(수축동작)에서 숨을 내쉬고 받치면서 풀어주는 동작(이완동작)에서는 숨을 들이 마시는 것이다.

- **가슴과 어깨운동** : 팔을 폈을 때 숨을 내쉬고 내릴 때 마신다.
- **이두운동** : 팔을 말아 올릴 때 숨을 내쉬고 내릴 때 마신다.
- **등운동** : 팔을 당길 때 숨을 내쉬고 팔을 뻗을 때 마신다.
- **삼두운동** : 팔을 펼 때 숨을 내쉬고 굽힐 때 마신다.
- **복근운동** : 상체 또는 하체를 올릴 때 숨을 내쉬고 내려갈 때 마신다.
- **하체운동** : 다리를 펼 때 내쉬고 굽힐 때 마신다(단 레그 컬은 반대).

가끔 큰 힘을 내기 위해서 숨을 들여 마신 후, 잠시 호흡을 멈춘 상태에서 중량을 들어 올린 후 숨을 내쉬기도 한다. 무거운 중량을 시도하는 때가 되면 이러한 호흡법도 도움이 될 수 있다.

중량기구의 무게 구성

근육 만들기는 적당히 무거운 중량으로 실시해서 근육이 저항을 받도록 하는 것이 필요하다. 초급자는 한번에 12회(하체는 15회) 정도 반복할 수 있는 중량을 무게로 설정하는 것이 좋다. 그리고 처음 훈련을 할 때 한 번에 12회씩 반복했던 기구중량이 어느 정도 수준이 되면 16회 정도 할 수 있게 반복횟수가 증가될 것이다. 이렇게 되면 다시 8~12회 반복할 수 있는 중량으로 증가를 하는 것이 올바르게 무게를 증가시키는 요령이다.

한 번에 갑자기 무게를 증가시키는 것은 무리이며 때문에 일정한 기간을 두고 점진적으로 반복횟수를 늘려가는 것이 중요하다. 반복횟수가 늘어나게 되면 그만큼 중량을 올려서 반복횟수를 자신의 근육량 증대 범위 내로 줄여 나가는 것이 바람직한 무게증가의 방법이다. 하지만 무겁게 훈련한다고 효과가 좋은 것은 아니다. 중량이 무거워지면 자세가 흐트러지고 힘도 전체부위로 분산되어서 목표부위에 집중이 어렵고 자칫 부상을 당할 수 있다. 때문에 초급자는 조금 가벼운 중량으로 정확한 자세로 운동하고 목표부위에 집중하는 것이 더욱 중요하다.

반복횟수

반복횟수(RM)란 여러 반복행위를 할 때 그 중 1회의 동작(반복)을 말하는 것이다. 가벼운 중량 또는 반동 등을 이용해서 한번에 40~100회 이상 반복하는 것이 효과 있는 것으로 알고 그렇게 고반복을 하는 사람들이 많다. 그러나 근육 만들기는 체력장 운동하는 것이 아니다. 저중량 고반복(낮은 중량으로 많이 반복)은 근지구력은 증대되지만 근육성장과 근력증대에는 효과가 적다.

초급자는 최대중량(100%)의 70%(12회 반복)정도 되는 무게를 선택하는 것이 좋다.

세트 수

세트(SET)란 반복과정을 통해 하나의 운동을 완성한 것으로서 한국말로 표현하면 판이라고 할 수 있다. 반복횟수를 마치게 되면 1세트를 한 것이다. 12회 반복 3세트란 12번 반복하고 잠깐의 휴식을 통해서 회복을 한 후 다시 12회 반복하고 이러한 과정을 3번 나누어서 실시하는 것을 말한다.

초급자는 종목당 2~3세트 정도로 실시해도 충분하며 중급자 단계에서는 종목당 3~5세트를 적용해서 하면서 본 세트를 2~3세트로 구성해서 실시하면 충분하다. 세트수가 과도하게 많아지게 되면 오히려 오버트레이닝(과도한 운동, 훈련과 휴식의 부조화 상태)이 되기 때문에 세트 구성도 적당한 수준에서 실시하는 것이 좋다. 세트 사이의 휴식시간은 1분 정도로 짧게 가져가는 것이 효율적이다.

실패지점까지 도달하기

실패지점이란 더 이상 반복할 수 없는 한계점 상황에 도달하는 것을 말한다. 실패지점까지 도달하는 것은 더 이상 운동기구를 들 수 없는 지점까지 도달하는 것을 의미하는 것으로 이것이 각 세트의 마지막 반복횟수가 되는 것이다.

하지만 벤치프레스나 바벨프레스, 스쿼트, 레그프레스 같은 운동을 혼자서 실시하게 될 경우에는 실패지점 직전(1회 정도 더 반복할 수 있는 힘이 남아있는 상태)까지만 도달하는 것이 좋다. 특히 성장기 연령층은 실패지점 직전까지 도달하는 것을 전문가들은 권장한다. 이러한 운동들은 부상의 위험성이 크기 때문에 실패지점까지 도달해서 훈련하다가 자칫 힘이 부족해서 역기(바벨)에 깔리게 된다면 심각한 부상 또는 생명의 위험까지 초래할 수 있기 때문에 실패지점까지 도달하는 것을 자제해야 한다.

운동방법의 변화가 필요 할 때

인간의 신체는 환경에 쉽게 적응하는 습성이 있다. 근육 또한 환경에 금방 적응하게 된다. 근육 만들기도 환경에 쉽게 적응해서 같은 패턴으로 지속하면 더 이상 성장하지 않는 정체기가 찾아온다. 그래서 정체기가 오면 근육이 새로운 자극과 신선한 충격을 받도록 운동 강도에 변화를 주어야 된다. 점차적으로 중량기구의 무게를 늘려주어야 하며 세트수를 늘리고 운동종목도 늘리고 운동원칙에 대한 변화를 주는 등 다양한 운동의 변화와 강도의 변화를 주어야 한다.

참고로 웨이트 트레이닝에서 운동 강도를 결정하는 요소는 운동기구의 무게(중량/부하), 운동 종목수, 세트수, 반복횟수, 반복속도, 세트 사이의 휴식시간, 적용되는 훈련원칙(다양한 운동기법) 등 다양하다.

하지만 **초보자**가 무작정 훈련을 바꾸는 것은 위험하다. 초보자는 3개월 이상 기초적인 운동습관을 배우고 웨이트 트레이닝에 적합한 체력과 근육조직을 강화시키는데 목적이 있다. 따라서 **1~2개월 과정**에서는 전체 부위를 **2세트씩** 실시하다가 **3개월 과정**에서는 세트수가 **3세트 이상**으로 증가시키는 것이 좋다. 각 운동의 세트 수가 늘어나면 각 부위별 운동을 요일

별로 나눠서 실시하는 것이 좋다.

중고급자 단계의 경우 중량을 늘려서 세트 당 반복횟수를 줄이고 세트 또한 **5세트 이상** 실시하는 것이 좋다. 세트 사이 휴식시간이 짧을수록 근육량 증대에 도움이 된다. 특히 중·고급자 단계부터는 벤치프레스나 스쿼트 등 각 부위별로 대표가 되는 핵심운동 종목에서는 세트수를 다른 종목에 비해서 늘려주는 것이 효과적이다.

▍초보자 단계…기본적 근육 형성

초보자의 운동방향은 동일하다. 앞에서 설명한 것과 같이 기본과 원칙에 충실하고 기초를 바르게 배우는데 목적이 있다. 더불어 근육량을 키워서 근육의 기본적 틀을 발달시키는 것이 중요하다. 이렇게 근육의 기본적 틀이 어느 정도 형성됐을 때에 근육의 모양을 다듬는 운동을 하는 방향으로 실시하는 것이 좋다.

요즘의 아이돌 가수나 연예인 같은 우락부락 하지 않은 슬림(날씬)한 체형의 근육을 목표로 잡더라도 일단 근육량을 늘린 다음에 원하는 정도의 크기가 만들어졌을 때 그 때부터 분리운동이나 체지방 조절 등으로 조각하고 다듬는 운동을 하는 것이 아름다운 몸을 만들 수 있다.

▍중급자 단계…목표 설정

중급자 단계에 이르면 자신의 목표를 바르게 세워서 그 목표에 맞추어 훈련하는 것이 좋다. 근매스를 늘려 보디빌딩 같은 체형을 만들 것인지, 아니면 현재의 근육사이즈는 유지하면서 체지방은 줄이고 데피니션(근육의 선명도)을 증대시켜서 슬림한 체형을 만들 것인지? 자신이 원하는 목표(롤 모델)가 무엇인지 정확하게 설정해서 중급자 훈련을 시작해 나가는 것이 좋다. 어느 정도 근육의 기본적 형태를 만들고 어느 정도 사이즈가 형성됨으로써 이제는 자신의 체형목표에 맞게 운동계획을 수립하고 근육량 증대운동과 함께 근육분리 운동의 종목 수의 비중과 운동 강도를 결정해야 되는 단계다.

근육량 증대(근매스 & 근육 사이즈 늘리기)를 위해서는 바벨과 덤벨 중심의 프리 웨이트 위주로 운동하고 무거운 중량으로 훈련한다. 근육량 증대운동 위주로 훈련하면 된다.

데피니션 강조(근육의 각과 선명도 강조)를 위해서는 덤벨 및 머신기계 기구와 케이블 위주로 훈련하고 가벼운 중량으로 많이 반복한다. 근육분리 운동 위주로 훈련하면 된다.

어느 정도 숙달이 되면 부위별로 5가지 정도의 운동을 정하고 선택해서 2~3가지 다른 운동을 격주 또는 일정주기 간격으로 실시하면 효과가 좋다. 꼭 기억해야 하는 것은 웨이트 트레이닝에서 가장 중요한 요소는 운동, 영양, 휴식 등 3가지라는 점이다.

부위별 운동은 근육량 증가운동과 근육분리 운동으로 크게 나눌 수 있다. 즉 근육량 증가운동은 근육의 양(mass, bulk)을 증가시키기 위한 양 증가 훈련법이다. 근육분리 운동은 근육의 분리(definition, isolate)를 위한 분리 훈련법으로 근육의 모양을 멋있게 만드는 것으로 생각하면 된다.

█ 운동시간은 어느 정도가 좋은가?

초급자의 훈련시간은 **1시간 이내**로 제한하는 것이 가장 효과적이다. 1시간 이상 운동을 하게 되면 오버트레이닝에 빠지게 된다. 오버트레이닝이란 휴식과 훈련의 부조화를 말하는 것으로 지나치게 운동을 많이 한 경우를 말한다. 즉 운동량이나 운동 강도가 과다해서 트레이닝 자체가 오버된 상태로 자신의 체력적 능력과 한계를 넘어선 상태를 의미한다.

지나친 운동도 근육성장에 저해가 되는 것이다. 과도하게 운동을 하면 성장을 저해하는 피로물질도 과다하게 발산되며 면역력이 저하되어서 근육성장에 역효과만 초래한다. **근육성장**은 오랜 시간 동안 운동한다고 효과를 보는 것이 아니다. **짧고 굵게** 해야 효과를 보는 것이 웨이트 트레이닝이다. 운동시간이 길어지면 체력적으로 피로해져서 운동이 아닌 노동이 되어서 역효과로 작용한다.

영양섭취와 휴식

근육의 발달은 **20%의 운동**과 **80%의 영양섭취와 휴식**으로 이루어지는 것이라고 봐도 과언이 아닐 만큼 영양섭취와 휴식도 몸만들기 과정에서 중요한 부분이다. 그래서 운동 후 충분한 영양섭취가 무엇보다도 중요하며 다음날을 위해서 충분한 휴식도 중요하다.

근육의 성장원리는 웨이트 트레이닝으로 근조직이 파괴되면서(알이 배긴다는 근육통) 이것이 재생 복원되는 과정에서 근육이 성장되는 것이다. 즉 근육에 상처를 주고 그 것이 다시 아물면서 발달하는 원리라고 할 수 있다. 이때 휴식 없이 근육에 충격이나 무리를 주는 행동(운동)을 하거나 영양섭취가 원활하게 이루어지지 않으면 근육성장이 원활하게 이루어지지 못하게 된다.

또한 근육은 수면을 취할 때 만들어지는 것이며 충분한 수면은 신체리듬을 최상의 컨디션으로 만들어 주기 때문에 근육성장을 위해서 수면도 매우 중요하다. 7시간 수면으로 충분하지 않다면 더 자는 것이 근육성장에 도움이 될 수 있다. 수면부족 또는 휴식의 부족 등으로 신체가 피로해지면 면역력이 저하되어서 질병에 쉽게 걸리게 되고 근육성장 활동도 저하된다.

영양가가 풍부한 음식을 먹고 회복과 성장에 도움이 되는 영양소를 신체에 공급해 주는 것도 중요하다. 근육성장을 위해서는 **자기체중×2g의 단백질을 섭취**해주어야 한다. 음식으로 단백질 섭취가 불가능하다면 유청단백 성분의 단백질 보충제를 섭취해 주는 것이 근육성장을 위해서 좋다. 여기서 **탄수화물 섭취**도 중요하다. 탄수화물은 우리가 생활하고 활동하는데 필요한 에너지를 제공해주는 역할을 한다. 탄수화물 섭취량이 줄어들면 단백질이 탄수화물 역할을 하게 되어서 근육성장을 위해 가야될 것이 에너지 소비로 가게 된다는 것이다.

근육과 영양(근매스 증진을 위한 영양전략)

1. 칼로리 섭취를 높여라

운동을 할 때 근육이 에너지로 사용되는 것을 방지하기 위해서는 칼리로 섭취를 높이는 것이 좋다. 물론 칼로리 섭취량이 과다하게 증가 되면 체지방이 증가되는 요인으로 작용하지만은 근매스 증대를 위해서는 일단 체지방은 무시하는 것이 좋다. 체지방 또한 에너지로 사용되는 자원(비상 에너지자원)이기 때문에 칼로리 섭취량이 제한됐을 때, 근육이 에너지로 사용되는 근손실을 막는데 도움이 된다. 그래서 보디빌더들의 경우 비 시즌 기간에는 일부러 체지방을 늘리기도 한다.
보통 하루에 기초대사량(활동하고 운동하는데 필요한 칼로리)보다 300~500 칼로리를 더 먹어주는 것이 좋다.

2. 여러 번 나누어서 먹어라

단백질과 탄수화물을 계속 공급해주는 것이 근육생성을 원활하게 도와서 근매스 증진에 도움을 준다. 우리가 먹은 음식을 흡수하는 데에 양은 정해져 있다. 많이 먹었다고 해서 먹은 만큼 흡수되는 것이 아니라 일정량만 흡수한다는 뜻이다. 그래서 한 번에 많은 양을 섭취하면은 소화흡수가 되지 않는다. 따라서 **적게 여러 번 나누어서 먹는 것**이 소화흡수를 높이고 근육생성을 원활하게 한다. 그래서 식사는 6~7끼로 나누어서 먹는 것이 좋다. 보디빌더들은 10끼까지 나누어서 먹기도 하며 수면 중에 깨어나서 먹는 선수들도 있다고 한다. 건강한 근육질 몸을 만들기 위해서는 영양소 섭취의 비중이 60%이상 차지한다고 유명 보디빌더인 제이 커틀러는 강조한다. 제이는 식단이 제한적이기 때문에 충분한 양의 각종 비타민과 미네랄, 기타 필수 영양소들을 별도로 섭취하고 있으며 수분섭취도 하루 15리터 정도의 물을 섭취한다고 한다.

끼니를 거르게 되면 에너지 대사량과 신진 대사량이 저하되면서 단백질이 에너지로 사용되어서 근손실과 근손상이 발생된다. 비 시즌기의 경우에는 근육을 키우기 위해서는 피자와 프라이드치킨, 과자, 빵 같은 살찌는 음식도 가리지 않고 먹는 경우도 있다고 한다. 그리고 보충제를 음식과 병행해서 섭취하고 있다.

▌생각하는 영양

훈련 관련 정보나 기사보다는 영양 관련 기사나 정보를 읽는 것이 더욱더 중요하다. 전문가들이 권하는 새로운 식품이나 보충제는 꼭 섭취해 보는 습관도 필요하다고 제이는 말한다. 이렇게 여러 식품과 보충제를 먹어봐야 먹어본 식품과 보충제 중에서 어떠한 음식과 보충제가 자신에 몸에 맞고 근육발달에 도움을 주는지 자신이 느끼고 알게 되는 분별력을 가지게 되는 것이라고 제이는 강조한다. 제이 커틀러의 경우 생선이 자신의 몸에 잘 받게 된다는 것을 최근 알게 됐는데 그래서 가끔은 하루에 두 번씩 900g의 생선을 먹는 날도 있다고 한다. 특히 생선회를 아주 좋아 한다고 한다.

1. 단백질 섭취량을 늘려라

단백질은 근육의 50%를 차지하는 영양으로서 근육성장에 필요한 영양소이기 때문에 충분히 섭취하는 것이 좋다. 보통 **몸만들기**를 목적으로 운동할 경우 **체중 1kg당 2g정도의 단백질**이면 충분하지만 **벌크업(근매스 증진) 기간** 중에는 **체중 1kg당 3~4g정도의 단백질**을 하루에 먹어주는 것이 좋다. 닭 가슴살, 참치, 계란 흰자위, 생선류, 소고기, 유청단백, 저지방우유 등이 양질의 단백질 식품이다. 음식으로 필요한 양만큼의 단백질 섭취가 이루어지지 않으면 단백질 보충제를 활용하는 것도 좋다.

2. 수분섭취량을 늘려라

하루 4리터 이상의 물을 먹어야 한다. 운동 중에도 계속 물을 먹어주는 것이 운동능력을 향상시켜서 결론적으로 근육향상에 도움을 준다. 몸에 수분이 고갈되고 갈증을 느끼면 운동능력이 저하되기 때문에 체내수분이 충분하도록 계속 물을 먹어주는 것이 효과적이다.

3. 운동 후에 단백질과 탄수화물을 섭취하라

운동직후에는 에너지가 소진됐기 때문에 탄수화물 섭취로 에너지를 충전시켜주는 것이 근손실을 막는데 도움이 된다. 또한 운동으로 근섬유가 파괴되고 손상됐기 때문에 운동 후에 단백질도 함께 섭취해서 손상된 근섬유의 재생복원에 단백질 섭취가 원활하게 이루어지도록 하는 것이 중요하다. 운동직후에 섭취되는 탄수화물과 단백질은 지방으로 축적되는 확률이 적으며 대신 근육성장을 촉진하는 데 도움이 된다. 또한 단백질과 탄수화물을 같이 먹게 되면 탄수화물 인슐린 수치를 높여서 아미노산이 근육으로 전달되는 것을 원활하게 도와서 근육성장을 촉진시켜준다.

4. 보충제를 활용하라

음식이 최고이나 음식으로 필요량만큼의 섭취가 부족하다면 부족한 만큼 보충제를 활용하는 것이 좋다.
크레아틴, 아미노산 계열 보충제(글루타민, BCAA 등), 유청단백, 종합비타민제 등을 섭취한다.

5. 부족한 부위를 찾아내라

거울이나 사진을 촬영해서 부족한 부위를 찾아내야 한다. 몸만들기 관련 카페나 사이트에 사진을 올려서 다른 사람에게 부족한 부위와 공략할 부위에 대한조언을 받는 것도 좋은 방법이 될 것이다. 그리고 줄자로 자신의 부위별 사이즈를 2주 단위로 측정하면서 변화 상태를 알아보는 것도 중요하다.

나는 어떤 체형일까? 체형을 알고 나에게 맞는 운동을 하자
남성과 여성의 체형별 운동방법

체형에 대해 최근에는 중요시 여기지 않는다는 설이 있지만 비만형의 몸만들기와 마른형의 몸만들기에 대해 식단과 운동방법은 다르게 접근해

야 된다. 자신의 비만도 또는 몸 상태를 판단해보고 체형에 맞는 운동방법과 식이요법으로 몸만들기에 임하면 몸을 효과적으로 만드는데 도움이 될 것이다.

남성의 체형

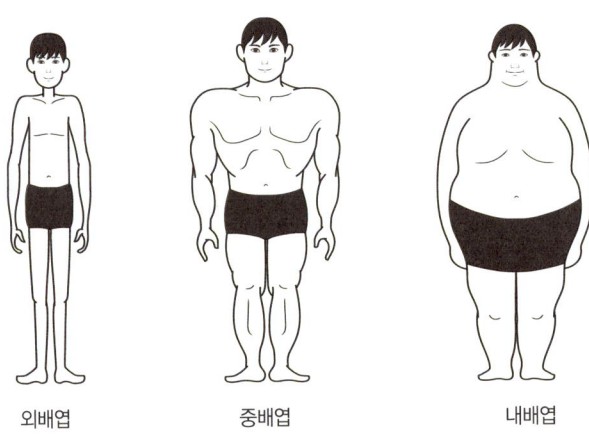

외배엽   중배엽   내배엽

남성 마른체형 '외배엽 체형'의 운동방법

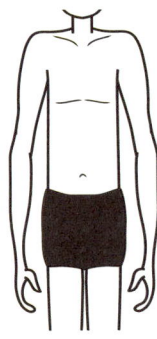

외배엽 체형은 아무리 먹어도 살이 찌지 않기 때문에 이런 체형의 경우 여성들 사이에서는 부러움의 대상이 되기도 하는 체형이지만 남성의 경우 좌절의 극치라고 할 수 있는 체형이다. 하지만 남성에도 외배엽은 축복받은 체형이라고 생각한다. 그 이유는 뚱보체형인 내배엽 체형의 경우 몸만들기를

위해서는 근력운동과 체지방과의 싸움을 병행해야 되고 그렇기 때문에 내배엽의 몸만들기는 맛있는 음식도 제대로 먹지 못하고 그래서 내배엽 체형의 몸만들기는 가시밭길과 같기 때문이다.

그러나 외배엽 체형은 근력운동에만 집중해도 효과를 보고 또한 근육이 만들어지면 그 어떤 체형보다도 멋진 몸매로 만들어지기 때문에 외배엽 체형이야 말로 가장 좋은 체형이라고 생각하는 것이다.

외배엽 체형의 특징

보통 야윈 체격에 어깨는 좁고, 살도 잘 안 붙고, 근육의 발달이 미약해서 외형이 가늘고 대체적으로 마른편이다. 가슴과 어깨가 좁고 사지가 상대적으로 가늘고 길며 몸통은 짧은 편이며 긴 손발(수족)을 가지고 있다. 지방량과 근육량도 적은 편이고 골격도 가는 편이어서 상·하체 모든 전신이 왜소한 체형이다. 이런 체형의 경우에는 신진대사가 비효율적이어서 좀처럼 체중을 늘리기도 어렵고 신경도 예민해서 평상시 긴장도도 높은 편이다. 이런 외배엽 체형은 **근육으로 체중을 늘리는 것이 중요 포인트**이다.

외배엽 체형의 근력운동

외배엽 체형의 근력운동은 근매스(근육량 증대)를 위한 **고중량 저반복**에 중점을 주는 것이 좋다. **초급자**는 **한 번에 10회** 정도 반복할 수 있는 중량으로 운동하고 **중급자** 이상부터는 **한 번에 8~6회** 정도 반복할 수 있는 중량으로 세팅해서 운동하며 **고급자** 이상단계에서는 **최대 3~4회** 반복할 수 있는 중량을 사용해서 최대한 고중량 저반복(높은 중량으로 적게 반복)으로 운동하는 것이 효과적이다.

외배엽 체형은 힘이 부족하기 때문에 고중량 운동 시에는 **휴식시간**을 **오랫동안** 가져가 주는 것이 좋다. 그런 이유로 한번에 6회 이하로 반복하는 고중량 운동 시에는 세트 간 휴식시간은 3~4분 길게 가져주어서 충분히 휴식을 취해주는 것이 파워를 증대시켜주는데 도움을 준다. 참고로 8~10회 정도로 반복할 때에는 1분 정도로 휴식시간을 짧게 취하는 것이 좋다. 운동세트는 3세트 이상 5세트 정도로 구성하며 반복횟수는 10~4회의 피라미드세트로 하는 것이 효과적이다(피라미드세트 : 낮은 무게부터 시작해서 서서히 무게를 늘려가는 운동법).

특히 외배엽 체형은 근육발달이 더디기 때문에 무겁게 훈련하고 강도 높게 훈련하게 되는데 그렇게 힘들게 운동하다 보면 자칫 오버트레이닝에 걸리게 되기 때문에 **오버트레이닝에 걸리지 않도록 주의**해야 한다. 오버트레이닝은 근육성장의 가장 큰 적이다. 외배엽 체형의 경우 선천적으로 근육발달이 더디기 때문에 운동 중에 진전이 없어서 포기하는 경우도 많다. 하지만 **자신의 체형에 맞는 운동방법을 꾸준히 개발하고 식단을 조정**하면서 꾸준히 운동하다 보면 멋진 체형의 몸으로 선사받게 될 것이다.

고급자 단계에서는 보조자의 도움을 받으면서 강제반복으로 훈련하는 것이 효과적이다.

> 강제반복 훈련 : 실패지점에서 혼자 힘으로는 도저히 반복할 수 없을 한계점에 이르렀을 때 파트너의 도움을 받아서 2~3회 정도를 추가로 반복해주는 운동방법이다.

그리고 **고급자 단계**에서는 분할운동을 실시하는 데 **일주일에 한 부위씩 훈련**해서 하루에 특정부위를 집중적으로 공략하는 것이 효과적이다. 하루에 여러 부위씩 운동하게 되면 운동시간도 늘게 되고 체력도 많이 소모되게 된다. 그렇게 되면 칼로리 소비도 높아지고 오버트레이닝에 걸리기 때문에 오히려 효과가 떨어지게 되기 때문이다. 그리고 매일 조금씩 다른 운동을 실시해서 근육에 다양한 자극을 주는 것이 근매스 증대에 효과적이다(훈련의 다양성).

외배엽 체형의 유산소운동

외배엽 체형의 경우 유산소운동을 매일 실시하거나 지나치게 많이 하게 되면 근손실이 커져서 근육성장에 방해가 된다. 하지만 마른체형의 경우에도 부분적 비만이 있을 수도 있으며 데피니션(근선명도) 향상을 위해서 유산소운동을 실시해주는 것이 좋다.

특히 유산소운동은 심폐능력을 증진시켜주기 때문에 심폐능력을 증진시켜주기 위한 목적으로도 실시하는 것이 바람직하다. 심폐 지구력이 증대되면 피로를 느끼게 하는 젖산(피로물질)의 발생을 억제시키는데 도움이 되기 때문에 웨이트 트레이닝 능력 향상에도 도움이 되어서 실질적인 근육발달을 기대할 수 있게 되는 것이다.

외배엽 체형의 경우 유산소운동은 **일주일에 3회** 정도 실시하면서 소요 시간은 **20분** 정도 실시하는 것이 좋다. 보통 **빠른 워킹**이나 **고정자전거**와 같은 유산소운동이 효과적이다.

외배엽 체형의 영양섭취

외배엽 체형은 찬 음식은 피하고 **따뜻한 음식**을 먹어야 된다. 특히 열이 많은 체질의 사람이라면 일찍 수면에 들고 운동으로 땀을 발산해서 열을 식히는 것이 좋다.

체중을 늘리기 위해서는 **웨이트 트레이닝**으로 근육량을 늘리는 것이 가장 중요하며 근육을 만들기 위해서는 운동만큼 중요한 것이 영양섭취인데 보통 **하루에 체중당 2.2g(자기체중×2.2g)의 단백질**을 먹어야 한다. 좀처럼 근육이 붙지 않는다면 체중 1kg당, 단백질 섭취량을 3~4g 정도로 늘리는 것도 좋다. 체중이 50kg이면 50×2.2 해서 110g의 단백질을 먹어야 된다는 것이다. 그러나 필요량 이상의 단백질 섭취도 신장이나 간에 무리를 주기 때문에 무조건 살찌우기 위해서 단백질 섭취량을 늘리지 말고 필요량만큼의 단백질섭취를 위한 노력도 중요하다. 단백질 공급을 위해서 추천하는 식품은 **달걀, 생선, 닭 가슴살, 쇠고기** 등이 좋으며 보통 달걀 1개에는 6g, 생선이나 육류에는 100g당 20g정도의 단백질이 함유되어 있다.

그러나 마른체질의 경우 닭 가슴살 같은 소화가 느린 육류를 섭취하는 것보다 **소화가 빠른 단백질 파우더 같은 유청단백 분말**(유청 단백질 보충제 등)을 섭취하는 것이 효과적이다. 보충제는 식사(밥)와 보충제의 섭취비율을 비슷하게 할당해 주면 좋다. 보충제는 체중 증가제(탄수화물+단백질 혼합보충제) 또는 근육 증가제(순수 단백질 보충제)를 매끼 식사 후, 운동 후, 취침 전에 한 번씩 섭취해 준다(근육은 휴식 때 자라기 때문에 운동을 하지 않은 날에도 매일 먹어주는 것이 좋다). 외배엽 체형은 섭취한 단백질을 근육으로 만드는 것보다 에너지로 사용시키는 경우가 높기 때문에 **종합아미노산 계열의 영양제를 추가로 섭취**해주어야 단백질의 근육합성 능력과 활용도를 높일 수 있다.

탄수화물 또한 고구마나 감자보다는 복합 탄수화물 형태의 **쌀밥**이나 **떡**이 더 좋다. 만일 보충제를 활용한다면 **밥식사와 보충제**(체중 증가제)의 **섭취비율**을 **동등**하게 할당한다.

마른 체질은 열이 많은 경우가 많아서 수분공급도 필수인데 가능하면 패트 병에 물을 넣어 다니면서 자주 물을 마셔주는 것이 좋다. 특히 아침 공복에 물 섭취는 건강에도 매우 좋다(**하루에 4리터 이상 물 섭취**). 단 식사 전후에 물을 섭취하게 되면 위산을 묽게 해서 소화능력이 저해되기 때문에 **식사 30분 전후에는 소량의 물만 섭취**하도록 해야 한다.

그리고 지방섭취도 매우 중요한데 탄수화물은 1g당 4.5kcal의 칼로리를 가지고 있지만 지방은 1g당 9kcal의 칼로리를 가지고 있기 때문에 원활한 에너지 공급을 위해서 **탄수화물 섭취를 70%, 지방**의 **섭취를 30%**의 비율로 섭취하는 것이 좋다.

평균 성인남성은 하루에 2,500kcal, 여성은 2,000kcal의 에너지가 필요한데 하루에 음식섭취량을 500kcal정도 늘리면 한 달에 2kg정도를 늘릴 수 있다. 1주일에 1주일에 0.5kg의 체중을 늘리려면 하루에 500kcal를 더 먹어야 한다. 최소한 하루에 필요 섭취량은 **자기체중당 40kcal 이상을 섭취**해야 된다(예를 들어 자신의 몸무게가 52kg이면 40kcal/kg × 52kg=2080kcal). 체중을 늘리기 위해서 과식하면서 많이 먹고 자기 전에 라면 같은 것을 먹고 하는 경우가 있는데 이럴 경우 위장병이 발생할 수 있어서 좋은 방법이 아니다. 외배엽 체형의 영양섭취는 일정한 양의 음식을 규칙적으로 섭취하며 위장에 부담을 주지 않는 범위 내에서 음식을 섭취해야 한다. 또한 하루 3회 식사를 하던 사람이 갑자기 식사횟수를 6회로 늘리는 것도 주의해야 한다(식사량은 신체나 위가 부담이 되지 않도록 서서히 점차적으로 늘려가는 것이 좋다).

남성 근육체형 '중배엽 체형'의 운동방법

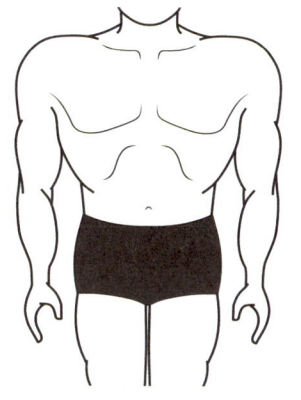

▌중배엽 체형의 특징

전체적으로 몸이 강한 느낌이며, 울퉁불퉁하고, 근육이 발달된 체형으로서 넓은 가슴, 긴 척추, 단단한 근육구조와 강한 근력을 가지고 있다. 뼈는 크고 굵으며 두꺼운 근육으로 싸여 있고 자세도 균형적이며 외관적으로도 건강한 느낌을 준다. 머리와 손목, 전완, 손가락 등이 큰 편이지만 허리는 상대적으로 가늘며 복근이 발달된 편이다.

근육질이 좋고 어깨와 허리 비율이 좋으며 골반보다 어깨가 넓어서 역삼각 체형을 이루고 있으며 체지방도 쉽게 줄일 수 있는 이점이 있다. 근육량이 많기 때문에 남성다운 인상을 주는 스타일이며 이런 체형들이 근력운동을 하면 근육이 잘 붙고 대충대충 운동해도 근육 만드는 과정이 빠른 타입이다. 근골계와 순환계가 발달되어 있으며 소화능력이 정상적이며 활동량이 없을 때 과식하게 되면 체지방은 배, 허리 부분에 주로 쌓이게 된다(복부비만).

█ 중배엽 체형의 근력운동

중배엽 체형의 핵심전략은 **정확한 자세**로 하면서 **적당함을 유지**하는 것이다. 구부리는 근육(굴근)이 발달하고 펴는 근육(신근)이 상대적으로 빈약하기 때문에 구부리는 동작보다 **펴는 동작에 집중**을 하는 것이 좋다.

예 : 이두(구부리는 근육)가 발달한 편이나 상대적으로 삼두(펴는 근육)가 약한 경우가 많기 때문에 이두근보다 삼두근 운동에 중량을 더 높여야 균형 있는 팔을 만들 수 있다.

중배엽 체형은 심폐능력이 선천적으로 좋기 때문에 운동시 과도하게 근육을 사용할 수가 있는데 특히 고중량으로 운동하다가 부상을 입을 요소가 많으니 조심해야 한다. 근육이 긴장·수축동작에서는 원활한 반면에 상대적으로 **이완동작에서는 유연성이 부족**하기 때문에 **부상위험도가 높은 것**이다. 또한 근육뿐만 아니라 관절과 인대 등 골절계 부상도 특히 조심해야 된다. **주의**해야 될 부위로는 **어깨, 무릎, 척추** 등이 있다.

중배엽 체형의 복부운동은 **하복부를 먼저 실시**해 아랫배가 처져 보이지 않도록 하는 것이 좋다. 가슴근육은 바벨운동 1가지(근육량 증대운동), 덤벨운동 1가지(근육의 균형운동), 케이블운동 1가지(근육분리 운동)로 하면 균형 있고 멋진 가슴을 만들 수 있다.

중배엽 체형은 심폐능력과 혈관확장 능력이 우수하기 때문에 근육들이 고반복에도 쉽게 피로를 회복하게 된다. 그렇기 때문에 세트 사이 휴식시간을 짧게 끊어도 효율적으로 운동할 수 있는 장점이 있다(10~20초 정도로 짧게 끊어도 힘들지 않게 운동할 수 있다). 중량기구의 무게선택에 있어서는 한번에 7~12회 정도 들 수 있는 무게를 선택하고 세트 마지막 횟수 때에는 한계점(실패지점)에 이르는 것을 피하는 것이 좋다. 웨이트 트레이닝은 복합관절 운동과 단순관절 운동을 포함해서 하되 3일, 4일, 5일 루트의 분할훈련이 효과적이다.

동양체형의 중배엽 체형인 경우 하체가 상체에 비해 빈약한 경우가 대부분이다. 그렇기 때문에 상체근육에 비해 하체 빈약의 체형이 될 확률이 많기 때문에 **하체강화**에 특히 신경을 써야한다. 중배엽 체형의 경우 허리도 약하기 때문에 하체운동을 할 때 운동선택에 있어서 신중을 가해야 되는데 스쿼트는 해도 좋지만 데드리프트는 자신의 몸 상태를 고려해서 신중하게 선택해야 한다.

중배엽 체형도 예외 없이 정체기가 찾아오는데 자만하지 말고 항상 새로운 방법으로 계속 근육을 자극함으로써 몸이 정체기에 빠지지 않도록 하는 것이 근육발달에 도움을 준다. 중배엽 체형의 경우 정체기에 이르면 남성호르몬이 약화되는데 이럴 경우 수면시간은 가능한 많이 증가시키고 단백질량과 지방섭취량을 늘리며 성관계(?)도 줄이는 것이 정체기 탈출을 위해서 좋다.

중배엽 체형은 피라미드 보다는 역피라미드 세트식의 중량활용이 더 도움이 될 수도 있다. **슈퍼세트**도 중배엽 체형에게 효과 좋은 운동패턴이다. 슈퍼세트의 방식 중에 서로 다른 두 근육 부위를 이어서 운동하는 것보다 같은 부위의 두 가지 다른 운동을 이어서 운동하는 컴파운드세트가 더 효과적일 수 있다(슈퍼세트란 한운동이 끝나자마자 휴식 없이 바로 반대되는 근육운동을 번갈아 가면서 쉬지 않고 연속으로 운동하는 패턴이다). 슈퍼세트는 팔 부위(이두근과 삼두근) 훈련 시에 많이 사용되며 슈퍼세트를

할 때에는 고중량 보다는 10~12회 반복할 수 있는 중량으로 해서 정확한
자세로 해야 효과적이다.

컴파운드세트(compound sets training principle)

슈퍼세트는 서로 상반된 부위의 2가지 운동을 이어서 하는 것에 비해
서 컴파운드세트는 휴식 없이 동일한 부위에 2가지 운동을 이어서 하는
운동이다. 예를 들어 이두운동을 한다고 가정할 때 덤벨 컬을 하고 난 다
음에 휴식 없이 햄머컬을 하게 되면 이것이 1세트가 되는 것이다.

역피라미드 훈련(pyramiding training principle)

매 세트마다 점차적으로 무게를 낮추면서 시도하는 훈련방법이다.
벤치프레스를 한다고 가정할 때 첫 세트에는 한번에 3~4회 반복할 수 있
는 중량으로 시도하고 두 번째 세트에는 6회 반복 중량, 세 번째 세트에
는 8회 반복 중량, 네 번째 세트에는 10회 반복 중량, 다섯 번째 세트에는
15회 반복 중량 등 이런 식으로 점차적으로 무게를 올리면서 시도하는 훈
련방법이다. 이 경우에는 힘이 있을 때 무거운 중량을 들기 때문에 피라
미드 훈련보다 더 높은 중량을 다룰 수 있다는 이점이 있으나 첫 세트에
고중량을 시도하기 때문에 부상위험은 높은 편이기 때문에 중급자 이상
의 단계부터 실시하기를 권장한다. 근육에 충격을 주기 위해서 외배엽 체
형은 고중량으로 충격을 주는데 이에 비해 중배엽 체형은 관절이 부상당
할 확률이 높기 때문에 고중량으로 충격을 주는 것보다 반복수를 늘려서
충격을 주는 충격세트가 효율적이다.

▌중배엽 체형의 유산소운동

중배엽 체형은 하체가 빈약하기 때문에 하체근력 효과를 얻게 할 수 있

는 유산소운동이 좋다. **계단 오르기**나 **사이클 타기** 등이 하체를 단련하면서 동시에 유산소운동 효과를 얻게 해주는 대표적인 운동이다. 유산소운동 빈도는 일주일 3~4회 정도로 최대 30분간 실시해주면 좋다.

▌중배엽 체형의 영양섭취

단백질 위주로 식사를 하고 지방섭취는 피하는 것이 좋으며 보충제 보다는 식사에서 영양을 섭취하는 것이 좋다. 중배엽 체형은 단백질 보충제 섭취도 좋지만 그보다 더 좋은 것은 닭 가슴살이나 계란 같은 씹을 수 있는 음식이 더 좋은 결과를 얻게 할 수 있다. 탄수화물은 단순 탄수화물과 복합 탄수화물을 골고루 섭취하는 것이 좋은데 아침에는 복합 탄수화물을 섭취하고 저녁에는 섬유질이 풍부한 탄수화물 형태를 섭취하는 것이 좋다. 과일, 감자 등이 중배엽 체형에 좋은 탄수화물이다. 음식으로 단백질을 섭취하면서 보충제는 아미노산계열 보충제(BCAA나 글루타민등)를 섭취하면 좋다.

남성 뚱보체형 '내배엽 체형'의 운동방법

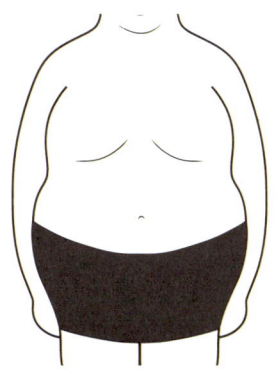

내배엽 체형의 경우 살이 잘 찌는 스타일로서 전체적으로 몸이 둥글둥글하게 부드러운 스타일이다. 내배엽의 대표적인 예로 연예인 중에 강호동, 이혁재, 윤정수, 유동근 같은 체형이라고 할 수가 있다.

현대사회에서 내배엽 체형은 사람들

의 시선으로 부터 주목받지 못하는 체형임이 사실이지만 운동과 적절한 식이요법을 통해서 몸만들기를 한다면 내배엽 체형도 조각 같은 몸매를 만들 수 있다.

외배엽의 경우에는 몸만들기에 있어서 근력운동과 충분한 영양섭취에 치중하면 되지만은 내배엽 체형의 경우 외배엽 체형과는 달리 몸만들기에 있어서 해야 할 일들이 더 많다. 일단 근력운동으로 근육을 만들면서 동시에 다이어트 프로그램으로 체지방을 제거하는 작업을 병행해야 한다. 체지방이 많기 때문에 몸만들기에 진전이 없는 것처럼 보이는 경우가 많다. 이럴 경우에는 운동방법이나 다이어트 프로그램에 문제가 있는 것이기 때문에 다양한 방법으로 시도하는 것이 효과적이다. 체지방을 제거하는 식이요법을 하면서 운동을 병행해야하기 때문에 음식에 대한 스트레스를 크게 받을 수 있다. 그것 때문에 육체적이나 정신적으로 매우 힘들 수 있는데 이것을 극복하는 것이 중요하다. 과도한 웨이트 트레이닝으로 근육을 키우고 벌크업(근육을 두껍게 만드는 것)을 하는 것보다는 **유산소운동**으로 **체지방(지방살)을 제거**하는 것에 주력해서 운동하는 것이 바람직하다.

▌내배엽 체형의 특징

내배엽 체형은 우량아라는 소리를 들을 정도로 전체적으로 신체골격이 우수하며 체형도 굵직하게 큰 편이다. 신진대사가 느려서 먹은 음식이 체지방으로 축적되기 쉽고 그렇기 때문에 살이 찌고 운동을 해도 지방(살)에 덮여서 근육이 잘 드러나지 않는 체형이다. 내배엽 체형은 지방(살)이 두툼하게 몸 전체로 퍼진 형태에 몸매의 라인도 둥글둥글 하며 부드럽게 보인다. 비만형으로서 가슴보다 복부가 발달했으며 어깨면적이 넓은 편이고 목은 짧은 편이다. 힘과 지구력은 좋은 편이며 활동적일 때에도 맥박이 느리고 혈압도 정상인 경우가 많다.

내배엽 체형은 소화기관이 발달되어 있어서 음식을 많이 먹는 편이며 비만 때문에 심장병, 당뇨병, 신장병, 고혈압 등과 같은 질환에 취약하다. 요요현상이 쉽게 나타나는 체형이기 때문에 항상 운동 스케줄과 식단표 등을 작성해서 규칙적으로 실시해야 한다. 알이 배기는 근육통이 있어서 심각하지 않은 상태라면 휴식 없이 그냥 운동을 강행하는 것이 좋다.

내배엽 체형의 근력운동

내배엽은 골격이 크기 때문에 비교적 무거운 중량을 들어 올릴 수 있고 골격자체에서 큰 파워를 발생시키기 때문에 근력운동 시에 강점을 보이는 이점이 있다. 그렇기 때문에 내배엽 체형은 고중량 훈련은 쉽게 소화해 내는 편이지만 고반복 훈련에는 매우 힘들어 한다. 하지만 내배엽은 근매스 증대(고중량 훈련)에 대한 욕심보다는 **저중량 고반복**(낮은 무게로 많이 반복)과 같은 **심폐기능과 근지구력 증진에 훈련초점**을 맞추는 것이 바람직하다. 그러한 이유로 저중량 고반복 훈련에 복합 운동의 구성이 적합하며 고중량으로 큰 근육을 만드는 것 보다 가벼운 중량으로 근육을 자극하는 것이 효과적이다. 중량은 한번에 12~14회 정도 반복할 수 있는 중량을 선택하며 세트 수는 가슴, 등, 허벅지 같은 큰 근육 무리는 12세트 정도, 팔, 종아리 같은 작은 근육 무리는 8~10세트 정도 구성해서 칼로리를 많이 소모하도록 하는 것이 좋다. 그러나 근매스 증대를 위해서 워밍업 직후 무거운 중량으로 짧게 반복한 다음 점차적으로 중량을 낮추면서 반복횟수를 늘려가는 패턴을 권장한다.

저중량 고반복 위주로 훈련하면서 가끔씩은 고중량 훈련의 복합운동 구성으로 강도 높게 훈련해주는 것이 좋다. 가끔씩 고강도 훈련을 해주면 근력증대와 함께 운동능력의 향상을 얻게 해준다.

그리고 정체기에 빠지지 않도록 운동순서와 운동방법을 자주 바꾸어

주고 훈련프로그램도 자주 바꾸어 주는 것이 좋다. 마지막 반복횟수는 실패지점(한계점)까지 도달하도록 하고 세트 사이 휴식시간은 1분 정도로 짧게 가져가서, 심박수와 신진대사를 높여주는 것이 좋다. 또 운동 중에 휴식시간에도 계속 몸을 움직여서 칼로리를 계속 소비시켜 주는 것이 체지방 제거에 효과적이다. 그런 의미에서 서킷 트레이닝 형식의 운동이 체지방을 제거하는 데에 매우 효과적이기도 하다.

▌내배엽 체형의 유산소운동

내배엽 체형의 유산소운동은 **일주일에 5일 이상** 실시하고 운동시간은 **1시간 이상** 실시하는 것이 효과적이다.

운동 강도는 최대 심박수의 75%까지 운동하는 것이 효과적이지만 과체중의 경우에는 관절을 고려해서 초급자는 **빠른 걷기** 정도의 강도로 해서 오랜 시간 동안 해주는 것이 좋다(안전하게 오랫동안 실시하며 조깅이나 줄넘기는 금하는 것이 좋다).

근력운동 후에 유산소운동을 실시하는 것이 효과적이며 내배엽 체형의 경우 **수영**이 효과적이다. 1시간 정도 등산로를 **산책**하는 것도 내배엽 체형에게 좋은 유산소운동이 될 수 있다(빠른 걷기, 고정자전거, 런닝머신과 같이 관절에 부담을 적게 주는 운동이 적합).

헬스클럽에서 운동하거나 실내에서 운동할 경우에는 근력운동을 마친 다음에 런닝머신에서 빠른 워킹으로 1시간 이상 운동해주는 것이 체지방을 제거하는데 효과적이다.

유산소운동의 강도는 최대심박수의 '(220-나이)=X 0.7~0.8=값'의 범위를 유지하는 강도로 하는 것이 좋다.

인터벌 트레이닝도 유산소운동효과를 극대화 시킬 수 있다. 운동 강도를 높여서 약 5분정도의 실시한 다음 단계를 낮추어서 2분정도 저강도로 운동해서 휴식을 취하는 것을 반복하면 칼로리를 소비하는데 매우 효과적이다.

[참고] 인터벌 트레이닝의 예

1단계 유연성운동(5분) : 체조 &스트레칭

2단계 워밍업(10분) : 가볍게 걷기

3단계 본운동(인터벌 트레이닝) : 강도 높게 운동해서 심박수를 극대화하고 힘들면 운동 강도를 낮추어서 심박수를 안정되게 해서 힘을 비축한다(이렇게 높은 강도로 운동하다가 낮은 강도로 운동을 하면서 힘을 비축하고 다시 높은 강도로 운동하고 하는 과정을 반복한다. 처음에는 5회 정도 반복하다가 점차적으로 반복횟수를 늘려가면서 10회 이상 반복하는 것이 효과적이다).

4단계 마무리 운동(10분)

휴식과 회복

내배엽 체형도 심각한 근육통이 있는 부위가 있다면 그 부위는 완전히 회복을 할 때까지 운동을 하지 않는 것이 좋으며 관절통이 있으면 완전히 회복할 때까지 운동을 중단하는 것이 좋다(준비운동과 정리운동은 필수이며 근육통이 심하면 1~2일 정도 휴식을 취해준다).

지방은 운동하는 즉시 빠지는 것이 아니기 때문에 정기적이고 장기적으로 실시하는 것이 필요하며 운동 중 피곤함과 무리를 느끼면 충분히 휴식해 주는 것도 필요하다.

수면시간은 하루에 7시간 정도로 하고 완전히 회복되지 않은 부위에 대해서는 가급적 운동을 하지 않는 것이 좋다. 휴식기간 중에도 식이요법은 계속 유지해야 되며 특히 활동량을 늘려서 많이 움직여 주는 것이 좋다.

▌내배엽 체형의 영양섭취

저지방 저칼로리, 고단백 식사로 하는 식습관에 변화를 주는 것이 아주 중요하다(운동으로도 감량이 되겠지만 운동만으로는 역부족이기 때문에 식이요법을 병행하는 것이 성공의 열쇠다).

내배엽 체형은 근육의 영양상태 보존이 잘 이루어기 때문에 근육생성이 마른체형(외배엽 체형)보다 잘 이루어지며 신진대사와 에너지 소모가 느리게 일어나기 때문에 몸에 지방이 많이 쌓이는 타입이다.

그리고 내배엽 체형의 사람들은 위가 크고 쉽게 공복감을 느끼기 때문에 음식에 관대해서 많이 먹고 폭식을 하기 때문에 더욱더 지방이 쉽게 쌓이게 되는 요인으로 작용한다.

그래서 피하지방층이 두텁기 때문에 날씬한 몸매와 개미허리, 그리고 S라인을 위해서는 **다이어트와 식이요법에 큰 비중**을 두어야 한다. 근력운동 시 근육량을 늘리기 위해서 단백질을 충분히 섭취하고 체지방을 제거하기 위한 다이어트 식이요법도 병행해야 되는데 그래서 고단백 저칼로리의 양질의 영양섭취가 매우 중요하다.

칼로리 연소효과를 얻기 위해서 하루 기초대사량에 맞춘 칼로리를 계산하고 칼로리에 맞추어서 **하루 5~7끼의 식사**를 해서 **조금씩 자주** 먹는 형태의 식단을 구성하고 조금씩 **천천히** 먹는 것이 중요하다(간식까지 포함해서).

식사 시 탄수화물은 야채 및 감자, 쌀, 편두 같은 양질의 복합 탄수화물 위주로 섭취하고 단백질 섭취를 위해서 닭 가슴살, 생선, 달걀흰자위 등으로 식사를 한다(고단백 저칼로리 위주로 식단).

그리고 **밤참**(야식)은 다이어트의 **최대 적**이기 때문에 저녁 식사이후에는 아무것도 먹지 않는 것이 중요하다.

운동전에는 복합탄수화물 보다는 단순 탄수화물의 비율을 높게 해서 탄수화물을 섭취하고(과일 1~2개 정도), 운동 후에는 순수단백질만 섭취해주는 것이 좋다. 지방질 음식이나 칼로리가 높은 식품은 피하는 것이 좋으며 단백질 보충식품으로는 고기류보다는 생선이 좋고 기타 유청단백 보충제나 계란흰자위, 닭 가슴살 등이 단백질 식품으로 적합하다. 우유는 저지방 또는 무지방 유제품을 먹는 것이 좋으며 과일은 오전 중에 먹고 오후에는 먹지 않는 것이 좋다. 그리고 각종 비타민이나 미네랄 등과 같은 필수영양소는 꼭 섭취해야 영양의 균형을 이룰 수 있으며 이들 영양소는 피로회복에도 도움이 되기 때문에 꼭 섭취하는 것이 좋다.

하루 중 열량의 섭취비율은 **지방 15%, 단백질 25%, 탄수화물 60%의 열량비율**로 에너지를 얻도록 하는 것이 중요하며 **하루 2~3L** 정도의 **수분섭취**를 해주는 것이 좋다. 단백질은 근육을 만들고 유지하는데 사용되는 영양이며 탄수화물과 지방은 운동하고 생활하는데 필요한 에너지를 공급해주는 영양소이다.

내배엽 체형의 사람들이 피해야할 음식은 지방이 많이 함유된 단백질 식품, 고지방 유제품, 술, 청량음료, 난 음식, 술, 햄버거 같은 인스턴트식품 등이며 특히 과식은 절대적으로 피해야 한다.

여성의 체형

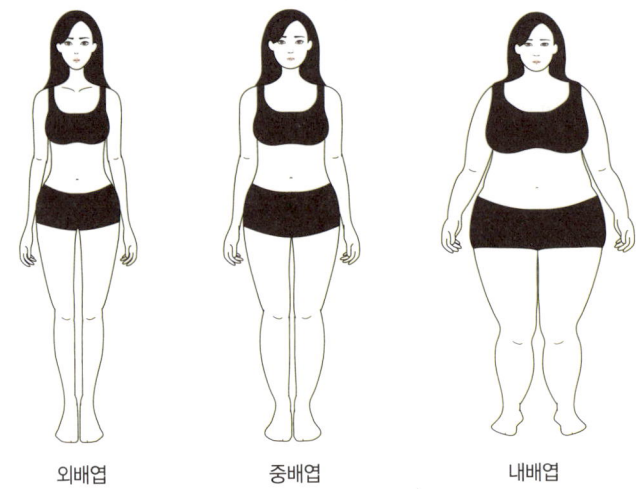

외배엽   중배엽   내배엽

여성 마른체형 '외배엽 체형'의 운동방법

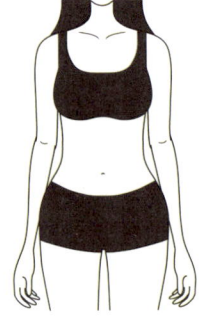

외배엽 체형은 아무리 먹어도 살이 찌지 않기 때문에 이런 체형의 경우 여성들 사이에서는 부러움의 대상이 되기도 하는 체형이다. 하지만 몸의 볼륨미나 곡선미가 없기 때문에 한편으로는 무엇인가 부족해 보이고 섹시함이나 매력적인 면에서도 부족해 보이는 체형이다.

체형이 일자형이기 때문에 볼륨미를 만드는데 중점을 두는 것이 좋다. 상체는 가슴, 어깨, 등에 중점을 두고 하체는 엉덩이, 허벅지에 근육을 키워서 볼륨감과 곡선미를 높이는데 중점을 둔다.

외배엽 체형의 특징

보통 야윈 체격에 어깨는 좁고, 살도 잘 안 붙고, 근육의 발달이 미약해서 외형이 가늘고 대체적으로 마른편이다. 가슴과 어깨가 좁고 사지가 상대적으로 가늘고 길며 몸통은 짧은 편이며 긴 손발(수족)을 가지고 있다. 지방량과 근육량도 적은 편이고 골격도 가는 편이어서 상·하체 모든 전신이 왜소한 체형이다. 이런 체형의 경우에는 신진대사가 비효율적이어서 좀처럼 체중을 늘리기도 어렵고 신경도 예민해서 평상시 긴장도도 높은 편이다. 이런 외배엽 체형은 근육으로 체중을 늘리는 것이 중요 포인트이다.

외배엽 체형의 근력운동

외배엽 체형의 근력운동은 처음에는 머신기구 위주로 훈련하며, 가슴, 등, 허벅지와 같은 대근육위주로 훈련하고 볼륨미를 위해서 둔근(엉덩이) 운동도 훈련프로그램에 넣어 주는 것이 좋다. 머신으로 훈련하다가 점차적으로 기구를 바꾸어 나가는 것이 좋다.

초급자는 한번에 10~12회 정도 반복할 수 있는 중량으로 운동하고 중급자 이상부터는 한번에 10~8회 정도 반복할 수 있는 중량을 사용해서 운동하며 3세트 이상 소화시킬 수 있는 강도로 훈련하는 것이 좋다.

운동종목 수는 처음에는 부위별로 1~2가지 종목으로 실시하다가 점차적으로 운동종목 수를 늘려가는 것이 좋다.

세트 사이 휴식시간은 10회 정도 반복할 수 있는 중량으로 운동할 경우 1~2분 정도 휴식해주는 것이 좋다. 하지만 외배엽체형은 힘이 부족하기 때문에 이보다 더 적게 반복하는 고중량 운동 시에는 휴식시간을 오랫동안 가져가 주는 것이 좋다.

처음 2~3개월간은 **근력 및 기초체력을 증대**시키고 신체를 웨이트 트레이닝에 적응하도록 훈련하는 것이 좋다. 특히 근육통의 발생이 최소화 되도록 하는 것이 다음 프로그램을 소화시키는데 도움이 된다.

특히 외배엽 체형은 근육발달이 더디기 때문에 운동프로그램과 운동방법 등을 주기적으로 변화를 주는 것이 좋다. 짧은 기간 동안에 몸의 변화를 위해 무리해서 운동하다보면 자칫 오버트레이닝에 걸리게 되기 때문에 오버트레이닝에 걸리지 않도록 주의해야한다.

초보자의 경우 한 가지 기구에서 운동하는 것을 피하는 것이 좋으며 근육량 증대 운동위주(다관절 운동-2개 이상의 여러 관절이 사용되는 운동)로 훈련해서 주요 근육군과 근섬유를 충분히 자극시켜 주는 기초운동에 충실하는 것이 좋다.

하지만 여성의 경우 체력적으로 약하기 때문에 프리 웨이트(아령이나 바벨 운동)보다는 **머신(기계운동)을 이용**해서 운동하는 것을 권장한다. 보통 여러 관절이 참여하는 다관절 운동은 근육량 증가운동으로 1개의 관절만 참여하는 단관절 운동은 근육분리 운동에 속하는 경우가 대부분이다.

그리고 **매일 조금씩 다른 운동**을 실시해서 근육에 다양한 자극을 주는 것이 근매스 증대에 효과적이다(훈련의 다양성).

외배엽 체형은 **충분한 휴식**도 중요한데 섭취한 영양을 충분히 공급하고 피로회복을 위해서는 규칙적이고 정기적인 휴식이 필요하다. 특히 심한 근육통이 발생되는 경우에는 근육통이 완전히 사라질 때까지 휴식을 취하는 것이 중요하다(근육통이 있는 부위의 운동은 피하는 것이 좋다).

또 외배엽 체형은 **수면섭취**도 매우 중요한데 8시간 정도 충분히 수면을 취해주는 것이 근육성장에 도움이 된다(잠깐 시간을 이용한 낮잠도 피로회복과 원활한 신체리듬을 유지하는데 도움을 준다).

외배엽체형은 관절도 약한 편이기 때문에 **준비운동**과 **정리운동**은 필수로 해야 한다.

외배엽 체형의 유산소운동

외배엽 체형의 경우 유산소운동을 매일실시하거나 지나치게 많이 하게 되면 근손실이 커져서 근육성장에 방해가 된다. 하지만 마른체형의 경우에도 부분적 비만이 있을 수도 있다. 특히 유산소운동은 심폐능력을 증진시켜주기 때문에 **심폐능력을 증진**시켜주기 위한 목적으로도 실시하는 것이 바람직하다. 심폐 지구력이 증대되면 피로를 느끼게 하는 젖산(피로물질)의 발생을 억제시키는데 도움이 되기 때문에 웨이트 트레이닝 능력 향상에도 도움이 되어서 실질적인 근육발달을 기대할 수 있게 되는 것이다.

외배엽 체형의 경우 유산소운동은 **일주일에 2회** 정도 실시하면서 소요시간은 **20분** 정도 실시하는 것이 좋다(체지방이 많은 편이라면 일주일에 4회, 50분 이상 실시해준다).

외배엽 체형의 영양섭취

가급적이면 불필요한 활동은 피하는 것이 좋으며 충분한 영양섭취를 해주는 것이 아주 중요하다. 외배엽 체형은 찬 음식은 피하고 **따뜻한 음식**을 먹어야 되며 특히 열이 많은 체질의 사람이라면 일찍 수면에 들고 운동으로 땀을 발산해서 열을 식히는 것이 좋다.

하루 중 열량의 섭취비율은 **지방 20%, 단백질 20~30%, 탄수화물 50~60%의 열량비율**로 에너지를 얻도록 하는 것이 중요하다. 단백질은 근육을 만들고 유지하는 데 사용되는 영양이며 탄수화물과 지방은 운동하고 생활하는 데 필요한 에너지를 공급해주는 영양소이다.

여성 보통체형 'X자 체형 & A자 체형'의 운동방법

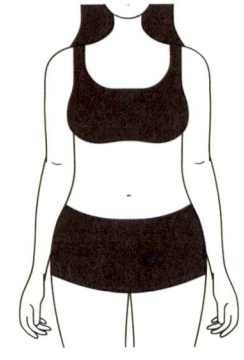

보통체형은 여성들의 정상체중 보다 조금 높거나 평균에 속하는 체형으로서 상·하체의 균형이 맞는 유형과 상체에 비해 하체가 발달한 유형(엉덩이와 허벅지가 발달된 체형)으로 구분된다.

상·하체의 균형이 맞는 유형의 경우 상·하체 전체적으로 균등한 근력운동을 실시하고 적절한 유산소운동을 병행해서 체지방을 빼는 것이 좋다.

상체에 비해 하체가 발달된 유형의 경우에는 상체는 단순하게 운동해서 탄력 있게 만드는 데 초점을 맞추고 하체는 고반복 훈련을 실시한다.

운동의 변화를 많이 주어서 하체 지방(살)을 빼는 목적으로 근력운동을 하는 것이 좋으며 하체자극을 많이 줄 수 있는 유산소운동을 실시해서 하체의 체지방을 제거하는 데 초점을 맞추는 것이 좋다.

▌체형의 특징-상·하체의 균형이 맞는 유형 (X자 체형)

사람에 따라서 어깨넓이, 가슴의 크기, 허리둘레에 대한 차이가 있으나 지방의 분포가 몸 전체적으로 균등히 축적된 상태이다. 가슴이 발달된 경우가 많으며 갈비뼈가 좁은 편이고 근육과 관절의 유연성은 좋은 편으로서 뚱뚱해 보이지는 않지만 체지방이 어느 정도 있거나 또는 체지방 비율이 정상체중보다 높아서 다이어트가 필요한 체형이다.

체형의 특징-상체에 비해 하체가 발달된 유형 (A자 체형)

엉덩이가 넓고 하체가 굵은데 비해 상대적으로 상체는 빈약하게 보이는 체형으로서 가슴은 작은 편이지만 하복부의 뱃살은 나온 경우가 많다.

허리와 하체의 유연성이 부족한 경우가 많으며 지방의 분포가 하체에 집중적으로 분포된 유형으로서 하체에 중점적인 다이어트가 필요한 체형이다.

근력운동-상·하체의 균형이 맞는 유형 (X자 체형)

상·하체의 전체적인 근력운동을 실시해 근육량을 증대해서 탄력 있는 신체를 만드는 목적으로 근력운동을 실시한다.

처음 2~3개월간은 웨이트 트레이닝에 적응하는 초급자 수준의 적응훈련에 집중하고 초급자 단계에서 처음 시작할 때에는 서킷 트레이닝 형태로 훈련하는 것이 좋다. 신체가 웨이트 트레이닝에 적응하는 중급자 단계에서 부터는 운동에 다양한 변화를 주는 것이 좋다.

중급자 단계에서는 머신(기계기구)과 프리 웨이트(아령, 바벨)를 적절하게 혼합해서 실시하고 무게는 무겁게 훈련하지 않는 것이 좋다. 프로그램을 구성할 때에는 근육통이 가능한 적게 나타나도록 훈련을 계획하고 상·하체 모두 한번에 12~16회 정도 반복할 수 있는 중량을 선택해서 운동하는 것이 좋다. 중급자 이상 단계에서는 부위별로 2~3종류로 운동종목수를 늘리는 것이 좋다. 세트 수는 한 종목당 1~2세트정도 실시하고 한부위당 총 세트 수는 3~4세트 이하로 제한하는 것이 좋으며 세트 사이 휴식시간은 1분~1분30초 정도로 휴식시간을 주는 것이 좋다.

정확한 자세와 적절한 강도로 운동하며 준비운동과 정리운동은 필수로 실시하고 근력운동 시간은 1시간 이내로 끝내도록 하는 것이 좋다.

근력운동-상체에 비해 하체가 발달된 유형 (A자 체형)

처음 2~3개월간은 웨이트 트레이닝에 적응하는 초급자 수준의 적응훈련에 집중하고 초급자 단계에서 처음 시작할 때에는 서킷트레이닝 형태로 훈련하는 것이 좋다.

신체가 웨이트 트레이닝에 적응하는 중급자 단계에서 부터는 하체운동에 다양한 변화를 주는 것이 좋다(상체의 운동의 변화는 크게 하지 않는 것이 좋다). 중급자 단계에서는 머신(기계기구)과 프리 웨이트(아령, 바벨)를 적절하게 혼합해서 실시하고 무게는 무겁게 훈련하지 않는 것이 좋다.

프로그램을 구성할 때에는 근육통이 가능한 적게 나타나도록 훈련을 계획하고 상체는 한번에 12~16회 정도 반복할 수 있는 중량을 선택해서 운동하고, 하체의 허벅지(대퇴근) 부위는 한번에 14~16회로 고반복 할 수 있는 중량으로 운동하는 것이 좋다.

중급자 이상 단계에서는 부위별로 2~3종류로 운동종목수를 늘리는 것이 좋다. 세트 수는 한 종목당 1~2세트정도 실시하고 한부위당 총 세트 수는 3~4세트 이하로 제한하는 것이 좋으며 세트 사이의 휴식시간은 1분~1분30초 정도로 휴식시간을 주는 것이 좋다.

정확한 자세와 적절한 강도로 운동하며 준비운동과 정리운동은 필수로 실시하고 근력운동시간은 1시간 이내로 끝내도록 하는 것이 좋다.

보통체형의 유산소운동

급격한 감량은 신체적 무리를 주고 요요현상 등 부작용의 우려가 크기 때문에 한 달에 1~2kg정도로 해서 천천히 감량목표를 세우는 것이 좋다. 다이어트 성공 후, 요요현상 재발이 많은 편이기 때문에 계속 운동하고 식이요법으로 관리해서 건강한 체형을 유지하도록 하는 관리도 중요해서 평생 다이어트 하는 마음으로 임해야 한다.

보통체형의 유산소운동은 **일주일에 4일 이상** 실시하고 운동시간은 **30분 이상** 실시하는 것이 효과적이다. 근력운동 후에 유산소운동을 실시하는 것이 효과적이며 **고정자전거**나 **런닝머신**을 이용한 운동이 좋다.

헬스클럽에서 운동하거나 실내에서 운동할 경우에는 근력운동을 마친 다음에 런닝머신에서 빠른 워킹으로 30분 이상 운동해주는 것이 체지방을 제거하는데 효과적이다.

▌휴식과 회복

프로그램 구성시 **근육통**이 **최소화**되도록 구성해서 운동 다음날 근육통이 가능한 적게 발생되도록 프로그램을 짠다. 보통체형도 심각한 근육통이 있는 부위가 있다면 그 부위는 완전히 회복을 할 때까지 운동을 하지 않는 것이 좋으며 관절통이 있으면 완전히 회복할 때까지 운동을 중단하는 것이 좋다(준비운동과 정리운동은 필수이며 근육통이 심하면 1~2일 정도 휴식을 취해준다).

지방은 운동하는 즉시 빠지는 것이 아니기 때문에 정기적이고 장기적으로 실시하는 것이 필요하며 운동 중에 피곤함과 무리를 느끼면 충분히 휴식해 주는 것도 필요하다.

수면시간은 하루에 8시간 정도로 하고 완전히 회복되지 않은 부위에 대해서는 가급적 운동을 하지 않는 것이 좋다. 휴식기간 중에도 식이요법은 계속 유지해야 되며 특히 활동량을 늘려서 많이 움직여 주는 것이 좋다.

컨디션이 좋지 않고 피로도가 높은 날에는 스트레칭만 해주거나 낮은 강도의 운동과 스트레칭 등으로 몸을 풀어주는 범위로 운동하는 것이 좋다.

▌ 보통체형의 영양섭취

저지방 저칼로리, 고단백 식사로 하는 식습관에 변화를 주는 것이 아주 중요하다(운동으로도 감량이 되겠지만 운동만으로는 역부족이기 때문에 **식이요법**을 병행하는 것이 성공의 열쇠다).

근육으로 탄력 있는 몸매를 만들기 위해서 단백질을 충분히 섭취하고 체지방을 제거하기 위한 다이어트 식이요법도 병행해야 되는데 그래서 고단백 저칼로리의 양질의 영양섭취가 매우 중요하다. 칼로리 연소효과를 얻기 위해서 하루 기초대사량에 맞춘 칼로리를 계산하고 칼로리에 맞추어서 하루 5~6끼의 식사를 해서 **조금씩 자주** 먹는 형태의 식단을 구성하고 조금씩 **천천히** 먹는 것이 중요하다(간식까지 포함해서).

여성 똥보체형 '내배엽 체형'의 운동방법

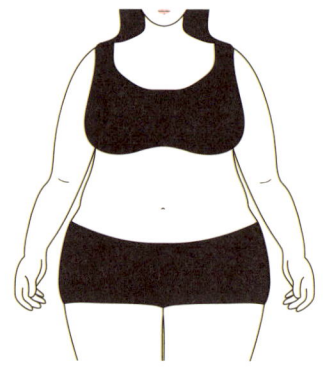

내배엽 체형의 경우 살이 잘 찌는 스타일로서 전체적으로 몸이 O자형이며 체형이 둥글둥글하게 부드러운 스타일이다. 이러한 체형의 여성은 식습관이 좋지 않고 움직이거나 운동하는 것을 싫어하는 편이다.

현대사회에서 내배엽 체형은 사람들의 시선으로 부터 주목받지 못하는 체형임이 사실이지만 운동과 적절한 식이요법을 통해서 몸만들기를 한다면 내배엽 체형도 날씬하면서 건강하고 섹시한 몸매를 만들 수 있다.

내배엽 체형의 여성들은 **체중감량**을 목적으로 운동을 하는 것이 좋으며 체중조절시 **식이요법(식습관의 변화)과 함께 운동**을 **병행**하는 것이 좋다.

마른체형 여성의 경우 볼륨미를 위해서 근육성장에 치중하면 되지만 O자 체형의 내배엽 체형의 여성들은 외배엽과는 달리 몸만들기에 있어서 해야 할 일들이 더 많다. 일단 **다이어트 프로그램**으로 체지방을 제거하는 작업을 하면서 **근력운동**으로 지방이 빠져나간 자리를 채워서 탄력 있는 몸매를 만드는 과정을 **병행**해야 한다. 체지방이 많기 때문에 몸만들기에 진전이 없는 것처럼 보이는 경우가 많다. 이럴 경우에는 운동방법이나 다이어트 프로그램에 문제가 있는 것이기 때문에 다양한 방법으로 시도하는 것이 효과적이다.

체지방을 제거하는 식이요법을 하면서 운동을 병행해야하기 때문에 음식에 대한 스트레스를 크게 받을 수 있고 그것 때문에 육체적이나 정신적으로 매우 힘들 수 있는데 이것을 극복하는 것이 중요하다.

과도한 웨이트 트레이닝 보다는 **유산소운동**의 비중을 크게 해서 체지방(지방살)을 제거하는 것에 주력해서 운동하는 것이 바람직하다.

내배엽 체형의 특징

내배엽 체형은 전체적으로 신체골격이 크고 넓으며 각 관절도 우수하고 체형도 굵직하게 큰 편이다.

체중증가가 빠르게 이루어지며 지방(살)의 영향으로 얼굴이 둥글고, 턱선이 뚜렷하지 않은 것이 특징이며 가슴이 큰 편이며 등에 살도 많이 있는 편이다. 특히 하복부가 크고 복부와 옆구리에 지방이 많고 엉덩이가 사방으로 퍼져있어서 외형적으로 체형이 항아리 또는 O자 형태를 띠며 팔 둘레가 굵은 편이다(지방(살)이 두툼하게 몸 전체로 퍼진 형태에 몸매의 라인도 둥글둥글 하며 부드럽게 보인다). 또 허벅지에도 살이 많아서 엉덩이와 허벅지의 구분이 어렵고 종아리는 굵은 편이며 살집이 터진 곳이 많다. 근육량이 적어서 근력이 약하며 체지방비율은 높으며 비만이 심각할 경우 골밀도도 부족한 경우가 있다.

내배엽 체형은 신진대사가 느려서 먹은 음식이 체지방으로 축적되기 쉽고 그렇기 때문에 살이 찌고 운동을 해도 지방(살)에 덮여서 근육이 잘 드러나지 않는 체형이다.

이 체형은 소화기관이 발달되어 있어서 음식을 많이 먹는 편이며 비만 때문에 심장병, 당뇨병, 신장병, 고혈압 등과 같은 질환에 취약한 체형이다.

요요현상이 쉽게 나타나는 체형이기 때문에 항상 운동 스케줄과 식단표 등을 작성해서 규칙적으로 실시하고 알이 배기는 근육통이 있어서 심각하지 않은 상태라면 휴식 없이 그냥 운동을 강행하는 것이 좋다.

▌내배엽 체형의 근력운동

운동을 시작할 때 **복부**부위를 먼저 실시하게 되면 워밍업 효과도 얻는 동시에 복부에 자극을 주어서 복부 칼로리를 효과적으로 소비할 수 있게 하는 것이 좋다.

내배엽은 **저중량 고반복**(낮은 무게로 많이 반복)과 같은 **심폐기능과 근지구력 증진에 훈련**초점을 맞추고 **체지방 제거**에 큰 비중을 두는 것이 바람직하다.

처음 1~2개월간의 적응기간에는 머신기구 중심으로 운동하며 가슴, 등, 허벅지와 같은 큰 근육 중심으로 운동한다.

적응기간이 지나면 전신의 모든 부위의 근력운동을 전부 실시해서 신체 골고루 자극을 주고 운동도 머신에서 프리 웨이트(아령, 바벨)로 전환해서 하는 것이 좋다.

이후 체지방 감량이 어느 정도 이루어지면 그 이후부터는 근력운동과 다이어트의 비율을 50대50으로 두고 운동하는 것이 좋다.

　초급자의 경우 중량은 한번에 12~16회 정도 반복할 수 있는 중량을 선택하며 저중량 고반복 위주로 훈련한다(반복횟수는 상체는 12~16회 정도, 하체는 12~20회 정도 반복할 수 있는 중량으로 운동).

　중급단계에 이르면 최대근력의 70% 이상의 강도로 실시하고 반복횟수는 상체 10~12회, 하체는 12~16회 정도로 운동한다. 운동순서와 운동방법을 자주 바꾸어 주고 훈련프로그램도 자주 바꾸어 주어서 언제나 새로운 자극을 주고 신체 골고루 깊숙이 자극을 주는 것이 좋다.

　중급자 단계에서는 부위 당 2~4개 종목의 운동을 실시하고 세트수도 4~5세트로 늘리는 것이 좋다. 마지막 반복횟수는 실패지점(한계점)까지 도달하도록 하고 세트 사이의 휴식시간은 1분 정도로 짧게 가져가서 심박수와 신진대사를 높여주는 것이 좋다.

　처음 적응기간 동안은 운동시간을 1시간 이내로 운동하다가 운동에 적응이 되는 단계에 이르면 운동시간을 1~2시간 정도 오래 가져가 주는 것이 좋다(내배엽 체형은 오버트레이닝도 때론 각오하고 오랫동안 운동해서 장기간 자극을 주고 끊임없이 칼로리를 소비하게 하는 것이 효과적이다). 그리고 훈련 중 휴식시간에도 계속 몸을 움직여서 칼로리를 계속 소비시켜 주는 것이 체지방 제거에 효과적이다.

　처음 1~2개월 과정에서는 서킷 트레이닝 형식의 운동으로 하는 것도 체지방을 제거하는 데에 매우 효과적인 방법이다(서킷 트레이닝 : 서킷 트레이닝은 체력 트레이닝에 시간이라는 요소를 더해 근육·호흡·순환기능의 점진적 발달을 목적으로 하는 트레이닝법을 말한다).

　① 여러 가지의 체력 부하방식의 운동을 조합해 하나의 세트로 하고 이 세팅된 운동의 순회수행시간을 계측하면서 실행한다.
　② 세팅된 운동은 어느 운동부터 시작해도 괜찮으므로 순회의 방향이 지시되면 여러 사람이 동시에 하나의 세트에서 실시할 수 있다.
　③ 운동부하는 개인의 체력에 맞는 것으로 하는데 결정방법은 강도가

높은 운동은 최대횟수를 비교적 높지 않은 운동은 1분 동안의 최대
횟수의 각각 1/2로 한다.

내배엽 체형은 **운동순서**와 **운동방법**을 **자주 변경**해주는 형식의 운동이
좋으며 또한 운동도 **복합운동**과 **고립운동**을 모두 포함해서 하면 좋다. 복
합운동(다관절 운동/ 여러 관절이 참여하는 운동)과 고립운동(단관절 운
동/ 하나의 관절만 참여하는 운동)을 모두 포함시키는 것이 좋다.

그리고 내배엽 체형은 **슈퍼 세트**의 운동이 효과적이라고 한다(슈퍼세트
란 한 운동이 끝나자마자 휴식 없이 바로 반대되는 근육운동을 번갈아
가면서 쉬지 않고 연속으로 운동하는 패턴이다). 주동근 운동을 한 다음
길항근 운동을 하거나 신근(미는 근육)운동 후, 굴근(당기는 근육)의 운
동을 번갈아 가면서 세트 사이의 휴식 없이 실시하는 형식의 운동이라는
것이다. 예를 들어서 이두운동의 팔을 굽히는 컬 종류 운동을 했다면 쉬
지 않고 바로 삼두운동의 팔을 펴는 동작의 트레이닝을 반복하는 것이 슈
퍼 세트의 예다.

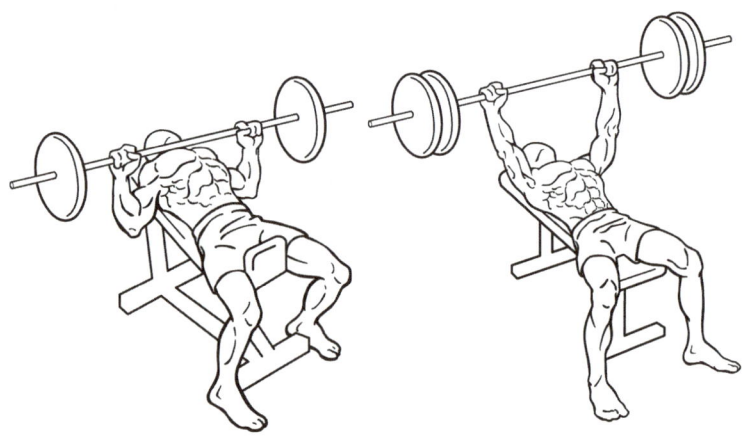

■ 벤치프레스(누워서 역기 밀어올리기)

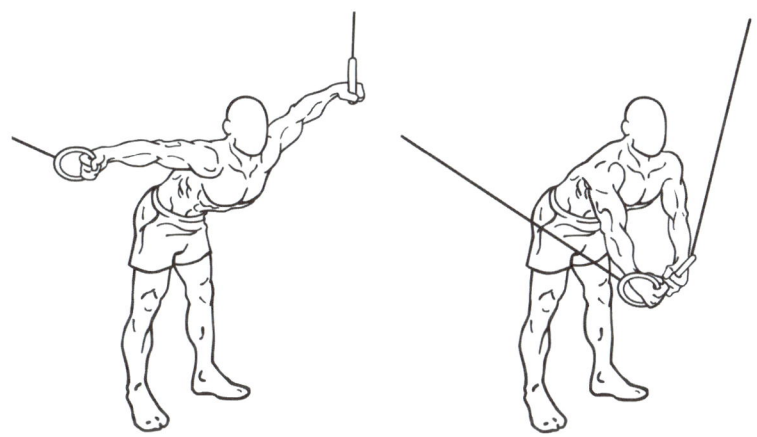

■ 케이블 크로스 오버(케이블 교차 날갯짓)

살이 쳐진 부위는 케이블 기구를 이용해서 운동하는 것이 좋다. 예를 들어서 가슴살이 쳐져서 늘어진 경우에는 **벤치프레스(누워서 역기 밀어올리기)**를 워밍업 세트개념으로 실시한 다음에 **케이블 크로스 오버(케이블 교차 날갯짓)**와 같은 케이블 운동으로 공략하는 것이 쳐진 살을 해결하는데 효과적이다(반복횟수는 15~20회 정도로 한다). 팔 부위는 피하지방이 많기 때문에 근육의 라인이 예쁘게 표면에 드러나도록 덤벨과 머신(기계) 그리고 케이블 위주로 훈련하는 것이 좋다.

내배엽 체형의 유산소운동

살찐 체형의 여성은 근육운동도 중요하지만 근육운동만으로는 체지방을 빼기 어렵기 때문에 우선은 **체지방**에 초점을 맞추어야 한다.

급격한 감량은 신체적 무리를 주고 요요현상 등 부작용의 우려가 크기 때문에 한 달에 2kg정도로 해서 **천천히 감량**목표를 세우는 것이 좋다. 다이어트 성공 후, 요요현상 재발이 많은 편이기 때문에 계속 운동하고 식이요법으로 관리해서 건강한 체형을 유지하도록 하는 관리도 중요해서 평생 다이어트 하는 마음으로 임해야 한다.

(이외의 내용은 앞서 말한 남자 내배엽 체형과 동일하다)

▌내배엽 체형의 영양섭취

(앞에서의 남자와 동일. 72p 참고)

■ 근력운동 중 부상예방 위한 4가지 원칙은?

근력운동은 무리해서 할 경우 근육통이나 관절손상 등 부상으로 이어질 수 있으므로 자신의 체력에 맞게 하는 것이 가장 중요하다.

관절이나 척추질환이 있는 환자는 전문의와 상담해 운동종목과 운동의 강도 등을 조언 받은 뒤 운동을 시작해야 한다.

근력운동으로 인한 부상을 막기 위해서는 **준비운동과 마무리 운동, 정확한 동작, 적당한 무게, 충분한 휴식** 이 네 가지 원칙을 반드시 지켜야 한다.

본 운동전후 준비운동과 마무리운동으로 전신 스트레칭을 20분 이상 충분히 해야 근육이 이완되고 관절이 부드러워져 부상을 방지할 수 있다.

바벨이나 덤벨의 중량은 자신의 체력에 맞는 것으로 선택하고 정확한 동작을 유지하면서 운동을 해야 한다. 무게 보다는 자세가 중요하다는 점을 잊어서는 안 된다.

한 세트가 끝나고 다음 세트로 넘어갈 때는 1~2분씩 쉬어야 한다. 만약 운동 후 통증이 느껴진다면 통증부위에 냉찜질을 하거나 적절한 치료를 받고 완전히 나을 때까지 운동을 쉬는 게 좋다.

또 무릎관절통이 심한 환자는 스쿼트 운동이 무리가 될 수 있으므로 실내자전거와 같은 낮은 강도의 근력운동이 추천된다.

상체 근력운동은 어깨충돌증후군과 같은 부상위험이 있으므로 자세와 요령을 숙지하고 스트레칭을 충분히 한 뒤 하는 지혜가 요구된다.

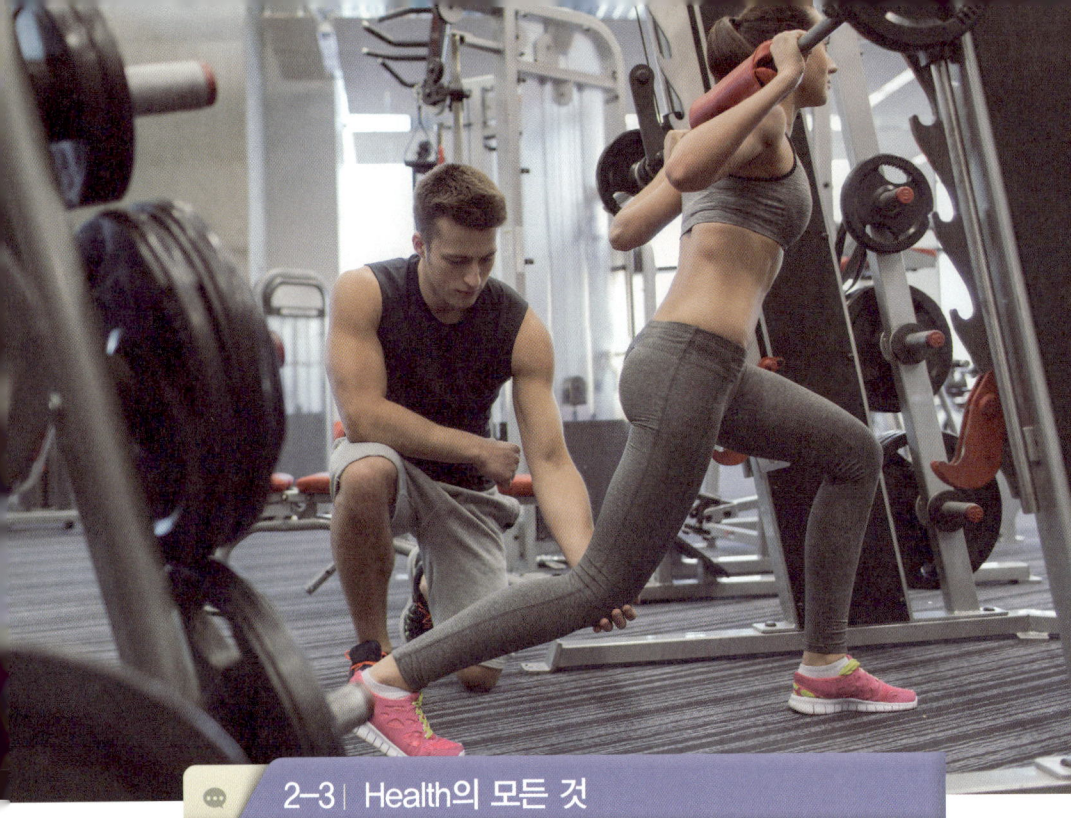

▎헬스 관련 기본용어 정리 및 해설

스탠딩(standing) : 선다. 몸을 바로 선 상태에서 하는 운동

시티드(seated) : 앉다. 벤치 등에 앉아서 운동하는 경우

라잉(lying) : 눕는다. 벤치 등에 누워서 운동하는 경우

스쿼트(squat) : 구부린다. 하체운동과 같이 다리를 구부린 경우

벤트(bent) : 상체를 엎드린다. 상체를 구부려서 운동하는 경우

싯업(sit-up) : 상체를 일으킨다. 윗몸 일으키기 같은 경우

스탠딩 카프 레이즈 : 서서 까치발 올리기

시티드 레그 컬 : 앉아서 다리 말아 올리기

라잉 레그 컬 : 누워서 다리 말아 올리기

벤트 오버 로우 : 상체 엎드려 젓기

풀다운 : 케이블 당기기

레이즈(Raise) : 일으켜 올린다. 종아리, 복근, 어깨

컬(Curl) : 말아 올린다. 이두, 대퇴이두

프레스(Press) : 밀어 올린다. 가슴, 어깨

익스텐션(Extension) : 늘린다. 삼두, 대퇴사두

킥(Kick) : 찬다. 삼두, 둔근

쉬러그(Shrug) : 어깨를 움츠린다. 승모근

풀(Pull) : 당긴다. 등

로우(Row) : 노를 젓는다. 등

트위스트(Twist) : 비튼다. 복근

와이드(Wide) : 넓게. 손이나 발의 간격을 넓게 벌려서

스탠더드(Standard) : 표준. 어깨넓이 정도로 벌려서

내로우(Narrow) : 좁게. 어깨넓이 보다 좁게 벌려서

패러렐(Parallel) : 양손을 수직으로 해서, 양손을 마주 보듯 바나
핸들을 잡는 모양으로

오버(Over) : 손등이 보이게 바를 잡는 경우

언더(Under) : 손가락이 보이게 바를 잡는 경우

섬리스(Thumbless) : 엄지손가락을 포함한 다섯 손가락 모두를 같은
방향으로 바를 잡아서

리버스(Reverse) : 손을 기본그립과 반대로 잡는 경우 또는 한손은
언더 한손은 오버 그립으로

덤벨(Dumbbell) : 아령

바벨(Barbell) : 역기

기본적인 부위별 운동법

가슴 : 플랫 벤치 프레스, 인클라인 벤치 프레스, 딥스, 덤벨 플라이, 케이블 크로스 오버

등 : 치닝, 데드리프트, T-바 로우, 원암 덤벨 로우, 벤트 오버 로우, 시티드 케이블 로우, 랫 풀다운

대퇴근 : 스쿼트, 핵 스쿼트, 레그 프레스, 런지, 레그 익스텐션(다리 펴서 늘리기)

슬와근 : 스티프 레그드 데드리프트, 레그 컬

종아리 : 덩키 카프 레이즈, 스탠딩 카프 레이즈, 시티드 카프 레이즈

어깨 : 비하인드 넥 프레스, 밀리터리 바벨 프레스, 덤벨 프레스, 사이드 래터럴 레이즈, 벤트 오버 래터럴 레이즈

승모근 : 바벨 시러그, 업라이트 로우

이두근 : 스탠딩 바벨 컬, 얼터네이티드 덤벨 컬, 햄머 컬, 컨센트레이션 컬

삼두근 : 라잉 트라이셉스 익스텐션, 프레스 다운, 딥스, 내로우 그립 벤치 프레스, 원암 덤벨 익스텐션

복근 : 크런치, 레그레이즈, 행잉 레그레이즈, 니업, 사이드 브이업

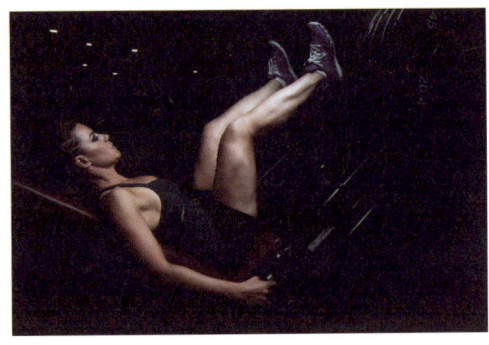

각 부위별 운동 용어정리

1. 가슴(Chest, Pectoral)

플랫 벤치 프레스(누워서 역기 밀어올리기)

덤벨 벤치 프레스(누워서 아령 밀어올리기)

딥스(평행봉 팔굽혀펴기)

인클라인 벤치 프레스(윗 경사에 누워서 역기 밀어올리기)

디클라인 벤치 프레스(아랫 경사에 누워서 역기 밀어올리기)

덤벨 플라이(누워서 아령 날갯짓)

케이블 크로스 오버(케이블 교차 날갯짓)

펙덱 플라이(펙덱 날갯짓)

2. 등(Back)

벤트 오버 로우(상체 굽히고 역기 당기기)

T-바 로우(T-바 끌어당기기)

원 암 덤벨 로우(한손 아령 끌어당기기)

치닝(턱걸이)

데드 리프트(허리 들어올리기)

시티드 케이블 로우(앉아서 케이블 끌어당기기)

머신 로우(머신 끌어당기기)

랫 풀다운(케이블 끌어내리기)

내로우 그립 랫 풀다운(좁게 잡고 케이블 끌어내리기)

3. 복부(Abdominal)

크런치(상복부 오므리기)

케이블 크런치(케이블 상복부 오므리기)

싯업(윗몸 일으키기)

레그 레이즈(누워서 다리 위로 올리기)

행잉 레그 레이즈(철봉잡고 다리 위로 올리기)

덤벨 사이드 밴드(아령 들고 옆으로 상체 숙이기)

트위스팅 크런치(비틀어서 상복부 오므리기)

4. 상완 이두근(Biceps)

스탠딩 바벨 컬(서서 말아 올리기)

덤벨 컬(아령 말아 올리기)

햄머 컬(망치 말아 올리기)

컨센트레이션 컬(집중해서 아령 말아 올리기)

프리쳐 컬(프리쳐 말아 올리기)

머신 컬(머신 말아 올리기)

원암 케이블 컬(한손 케이블 말아 올리기)

5. 상완 삼두근(Triceps)

내로우 그립 벤치 프레스(좁게 잡고 누워서 역기 밀어올리기)

내로우 그립 스미스머신 프레스(좁게 잡고 누워서 스미스머신 밀어올리기)

벤치 딥스(의자 뒤 팔굽혀펴기)

딥스(평행봉 팔굽혀펴기)

머신 딥스(머신 팔굽혀펴기)

라잉 트라이셉스 익스텐션(누워서 삼두 펴서 늘리기)

오버헤드 익스텐션(머리 넘어 펴서 늘리기)

원암 덤벨 익스텐션(한손 아령 펴서 늘리기)

덤벨 킥백(아령 뒤로 차기)

케이블 프레스다운(케이블 밀어내리기)

머신 트라이셉 익스텐션(머신 삼두 펴서 늘리기)

6. 어깨(Deltoid, Shoulders)

비하인드 넥 프레스(머리 뒤 밀어올리기)

밀리터리 바벨 프레스(군대 밀어올리기)

숄더프레스-머신(숄더 밀어올리기)

비하인드 넥 프레스-머신(어깨 뒤 기계 밀어올리기)

덤벨 프레스(아령 밀어올리기)

사이드 래터럴 레이즈(어깨 옆 위로 올리기)

벤트 오버 래터럴 레이즈(상체 굽히고 어깨 뒤 위로 올리기)

얼터네이트 프런트 레이즈(번갈아 어깨 앞 위로 올리기)

리버스 펙덱 플라이(반대 펙덱 날갯짓)

벤트 오버 로우-풀리 레이즈(도르래 당겨서 위로 올리기)

7. 하체(Quadriceps & Hamstrings, Calves-Thigh)

스쿼트(다리 굽히기)

레그 프레스(다리 밀어올리기)

스미스 머신 스쿼트(스미스 머신 다리 굽히기)

레그 익스텐션(다리 펴서 늘리기)

프론트 스쿼트(전방 다리 굽히기)

핵 스쿼트(머신기구 다리 굽히기)

시티드 레그 컬(앉아 다리 말아 올리기)

머신 라잉 레그 컬(머신에 누워서 다리 말아 올리기)

스탠딩 카프 레이즈(서서 까치발 올리기)

시티드 카프 레이즈(앉아서 까치발 올리기)

스미스-머신 카프 레이즈(머신에 서서 까치발 올리기)

머신 카프 레이즈(머신에 앉아서 까치발 올리기)

원-레그드 카프 레이즈(한 다리로 까치발 올리기)

레그 프레스 카프 레이즈(레그 프레스 까치발 올리기)

각종 기구에 대해(머신, 케이블, 프리 웨이트, 바벨, 덤벨)

기구에는 크게 머신(machiness)과 프리 웨이트(free weight)로 나누어지는데 **바벨(Barbell)과 덤벨(Dumbbell)을 이용한 운동**을 **프리 웨이트**라고 한다. 집에서도 할 수 있기 때문에 홈 트레이닝 용도로도 적합하다. 물론 헬스클럽에서도 많은 사람들이 하고 있는 운동이다.

머신과 케이블은 헬스클럽 등과 같이 전문화된 운동시설에 구비된 운동기구로서 운동이 쉬워서 초보자들도 쉽게 이용할 수 있는 것이 장점이다.

덤벨(아령), 바벨(역기)과 같은 프리 웨이트(F/W) 운동은 근육량을 증가하는 목적으로 많이 사용하는데 근매스(근육량) 증대에 효과적이기 때문이다.

이에 비해 **머신(Machine)과 케이블(Cable)을 이용한 운동**은 가동범위가 정해져 있고 운동난 이도 또한 쉽기 때문에 근육의 모양을 만들거나 근육의 갈라짐인 데피니션을 위한 목적으로 사용하면 적합하다. 참고로 머신(machine)을 적절히 이용하면 근매스 증대에 효과적일 수 있다. 특히 머신은 프리 웨이트에 비해서 안전하기 때문에 초보자에게 적합한 운동이다. 중급자 이상의 단계에서 파워위주의 훈련을 할 때 머신을 이용하면 좋을 결과를 얻을 수 있다. 하지만 머신운동은 가동범위가 고정되어 있기 때문에 특정부위만 자극되고 그렇기 때문에 근육발달 측면에서는 바벨이나 아령을 이용한 프리 웨이트 보다 효과가 떨어지는 단점이 있다.

프리 웨이트 운동은 중량 컨트롤이 섬세하게 이루어지고 관절계통도 많이 사용하기 때문에 그만큼 목표근육의 참여도를 증대시켜서 근육발달을 증가시키게 되는 것이다.

케이블 기구를 이용한 케이블운동은 난이도가 쉽기 때문에 동작이 어려운 초급자들에게도 적합하며 케이블을 이용하면은 목표근육에 지속적인 긴장을 주기 때문에 색다른 자극을 줄 수 있고 근육을 강하게 수축시키는 효과를 증대시킬 수 있다. 특히 케이블 운동 때 정점수축(최고 지점에서 1~2초간 정지해서 근육에 계속적인 수축을 주는 것)을 실시해주는 것이 효과적이다.

각기 기구마다 장·단점이 있기 때문에 프리 웨이트와 기계 훈련의 적절한 조합은 필요하며 머신과 케이블 운동은 파워가 떨어진 상태에서도 쉽게 운동할 수 있기 때문에 바벨운동 후에 실시하는 것이 좋다.

기구운동 순서

기구운동 순서는 프리 웨이트-바벨(바벨을 이용한 근육량 증대운동)→머신(기계를 이용한 근육량 증대운동)→프리 웨이트-덤벨(아령을 이용한 근육량 증대운동)→덤벨(아령을 이용한 근육 분리운동)→케이블 또는 머신(기계를 이용한 근육분리운동) 순으로 실시한다.

즉 바벨로 근육량을 증대시키고 덤벨로 구석까지 공략한 다음, 머신으로 무겁게 훈련해서 이렇게 근육량(근육의 사이즈)을 증대시킨 다음에 아령과 케이블을 이용한 근육분리운동으로 근육을 분리시키고 모양을 다듬는 과정으로 마무리하는 것이다.

가슴운동 시 종목구성의 예를 들면 벤치프레스→머신 벤치프레스→덤벨 벤치프레스→덤벨 플라이→케이블 크로스 오버 순으로 이해하면 되겠다.

일반적인 웨이트 트레이닝 운동순서

웨이트 트레이닝의 이상적인 순서는
걷기(또는 자전거 타기)→스트레칭→복근운동→근육운동→
가볍게 뛰기 순이다.

워밍업(웜-업)→스트레칭→본 운동→정리운동

스트레칭과 걷기 또는 자전거 타기가 몸을 풀기 위한 단계라면 웨이트
트레이닝은 본격적인 근육을 만들기 위한 운동이라고 할 수가 있다.

1. 워밍업(Warm-Up)

몸이 굳고 신체가 긴장된 상태에서 스트레칭을 시도하면 힘줄이나 인
대 등에 무리가 갈 수 있기 때문에 워밍업을 먼저 한 후에 가볍게 스트레
칭을 해준다.

워밍업은 신체의 온도를 올리고 혈액순환을 활발하게 해서 신진대사
를 촉진하고 신체를 풀어주고 몸의 긴장을 완화시키는 데에 목적이 있다.
그렇게 함으로써 부상을 예방하고 본격적인 훈련에 들어가도 이상이 없
도록 몸의 준비상태를 완성시키는 단계라고 할 수 있다.

자전거 페달을 서서히 밟으면서 해주는 다리근육 풀기 운동, 스텝퍼를
이용한 계단걷기 운동, 런닝머신을 이용한 가벼운 걷기운동, 간단한 에어
로빅 동작 등이 워밍업 단계에 할 수 있는 운동이다. 고급 훈련자나 숙련
된 보디빌더의 경우 워밍업 운동으로 저중량으로 웨이트 트레이닝을 가볍
게 실시해 주기도 한다(예를 들어 가슴운동 하는 날의 경우 : 푸쉬업 등
으로).

운동시간은 5~15분 정도 실시한다.

2. 스트레칭

스트레칭은 신체를 늘리고 풀어주는 운동이기 때문에 신체의 온도가 상승하고 혈액순환이 원활하게 된 상태에서 해주어야 스트레칭에 대한 무리가 없다. 그렇기 때문에 한꺼번에 하고 싶은 욕심을 버리고 워밍업 후에 스트레칭을 하는 순서를 꼭 지켜야 한다.

스트레칭은 신체의 근육을 늘려주고 긴장과 이완을 줌으로써 무리한 운동에 대한 신체적 준비를 해주며 골격사이의 관절을 풀어주어서 가동범위를 최대한으로 해줌으로써 고강도운동 시 발생할 부상과 상해를 예방해 준다. 스트레칭 동작은 헬스클럽에 걸려 있는 10~15가지 동작의 교본그림을 따라하면 된다.

3. 본 운동

이렇게 워밍업과 스트레칭으로 몸 풀기 단계를 완료했으면 본격적으로 기구를 가지고 근육운동을 한다. 본 운동의 핵심은 반복운동으로 균형잡힌 멋진 몸과 근육을 만드는 것이다.

중량기구의 무게선택은 초보자의 경우 부상과 안전사고의 방지를 위해서 최대 무게의 40~60%선에서 하는 것이 좋으며 중급자 이상의 경우에는 6~10회 들 수 있는 무게가 적당하다(근력증대의 목적이라면 고중량 저반복-높은 무게로 적게 반복-하는 것이 효과가 좋다).

무게선정 : 1회 들 수 있는 무게가 100%라면 5회 들 수 있는 무게는 90%, 10회 들 수 있는 무게는 80%, 15회 들 수 있는 무게가 70%, 17회 들 수 있는 무게가 60%, 20회 들 수 있는 무게는 50%이다(초급자는 17회 들 수 있는 무게 60%가 적당하며 중급자는 80%, 고급자는 90%이상을 시도한다).

大근육군(가슴, 등, 다리)을 小근육군(어깨, 팔)보다 먼저 운동한다. 소

근육군은 대근육들을 보조하기 때문에 소근육군이 먼저 지치거나 피로해지면 효과적으로 대근육 운동을 할 수가 없게 된다.

다관절 운동(여러 관절 & 여러 근육이 참여하는 운동) 후에 단일관절 운동(한 가지 근육과 관절이 참여하는 운동)을 한다.

근력운동(고중량 저반복) 후에 근지구력 운동(저중량 고반복)을 한다.

살을 빼는 것이 목적이냐 근육을 만드는 것이 목적이냐에 따라 운동시간과 방법을 달리해야 한다.

웨이트 트레이닝은 살빼기가 주목적이라면 20~30분이 적당하고 근력운동에 중점을 둘 경우에는 50~60분 정도 해야 한다. 세트 수는 3세트 이상을 해야 효과가 있으며 운동 빈도는 1주일에 3~4회, 그리고 월·수·금 또는 화·목·토와 같이 격일로 운동을 실시해서 휴식기를 주어야 한다(근육은 휴식 때 성장하기 때문이다). 기구의 무게는 점차적으로 늘려 간다.

4. 정리운동(Cool-Down)

본 운동을 완료했으면 정리운동으로 마무리를 한다. 대부분 정리운동을 하지 않는 경우가 많은데 꼭 하는 것이 좋다. 정리운동은 심한 운동으로 몸이 지쳐있고 피로해져 있는 것을 풀어줌으로써 점차적으로 휴식상태의 신체 상태로 되돌림으로써 회복을 돕는 데 목적이 있다.

고급 훈련자나 숙련된 보디빌더의 경우 정리운동으로 저중량의 웨이트 트레이닝을 가볍게 하기도 한다. 정리운동은 **조깅, 고정자전거** 혹은 **계단걷기** 등이 적당하며 **5~15분** 정도 실시한다.

유산소운동과 근육운동을 병행할 때 운동순서

만약 유산소운동과 함께 웨이트 트레이닝을 실시한다면 아래와 같은 순서로 운동하면 된다.

워밍업-스트레칭-웨이트 트레이닝-유산소운동-정리운동 등의 순서를 따른다.

유산소운동을 먼저 해서 에너지와 힘을 빼 버리면 웨이트 트레이닝이 힘들어진다. 또 체지방 감량의 효과를 높이기 위해서 웨이트 트레이닝 후 유산소운동을 하는 것이 좋다. 보통 헬스클럽에서 유산소운동을 할 경우 트레드밀(런닝머신)을 많이 이용하는데 런닝머신은 초보자의 경우 뛰는 것보다는 시속 5~7km의 속도로 20~30분 정도 빠르게 걷는 게 효과적이다. 유산소운동의 강도는 점차적으로 늘려간다.

데드리프트(Dead-lifts)

데드리프트는 벤치프레스 및 스쿼트와 함께 3대 운동 가운데 하나이다. 이름(Dead)에서 알 수 있듯이 굉장히 어렵고 힘든 운동이라고 할 수 있다.

스탠더드(기본자세)는 상체는 45도 정도 굽히는 대신 무릎을 많이 굽혀서 바벨을 내린다. 이에 비해 루마니안 데드리프트는 무릎을 조금 굽히는 대신 상체를 80도 정도 굽혀서 바벨을 내린다. 스티프 레그드 데드리프트는 상체를 90도로 굽혀서 바벨을 내린다.

데드리프트의 종류

데드리프트는 최고의 전신운동에 속하는 운동으로서 대퇴근, 둔근, 광배근, 상완이두, 전완근까지 참여하는 다관절운동(복합운동)으로서 각 부위별 근력증대는 물론 관절계(건과 인대) 강화에도 효과적이다.

운동을 할 때 엉덩이와 대퇴이두근의 힘으로 들어 올리고 둔근(엉덩이)과 허벅지 뒤쪽(대퇴이두근)에 집중해서 허벅지 뒤쪽과 엉덩이 부위가 찢어지는 것 같은 자극을 느껴야 된다.

대퇴이두근을 공략하려면 스티프 레그드를, 대퇴이두근과 동시에 등의 하부를 공략하려면 루마니안을, 다리 앞쪽 공략하려면 스탠더드 또는 스모형식을 권장한다.

루마니안 데드리프트 VS 스티프 레그 데드리프트

무릎을 약간 구부린 상태로 고정해서 동작하는 것이 스티프 레그 데드리프트이며 무릎을 굽혀주면서 자세를 낮게 취해주는 동작이 루마니안 데드리프트이다.

루마니안 데드리프트(Romanian Dead-lifts, Bulgarian Dead-lifts)는 허리를 지면과 수평각에 가깝도록 상체를 80도 이상 숙여주고 실시하는 운동이다. 상체를 80도 이상 깊게 숙여주기 때문에 대퇴이두근에 집중이 가해지며 광배근과 척추기립근 발달에 도움이 된다.

가동범위가 스탠더드 보다 크기 때문에 등하부, 척추기립근 발달에도 효과가 좋고 대퇴이두근의 발달에도 스탠더드 보다 효과적이라고 할 수 있다.

스탠더드 데드리프트(Conventional Dead-lifts)는 루마니안과 거의 비슷하지만 상체를 굽혀주는 각도에 차이가 있다. 스탠더드는 상체를 45도

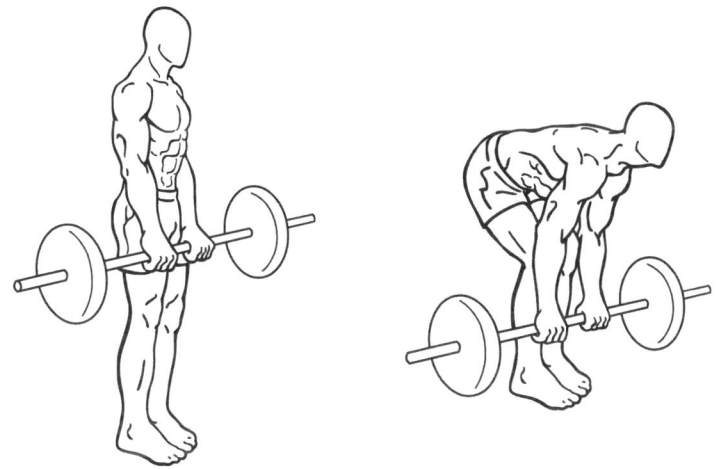

■ 루마니안 데드리프트(Romanian Dead-lifts, Bulgarian Dead-lifts)

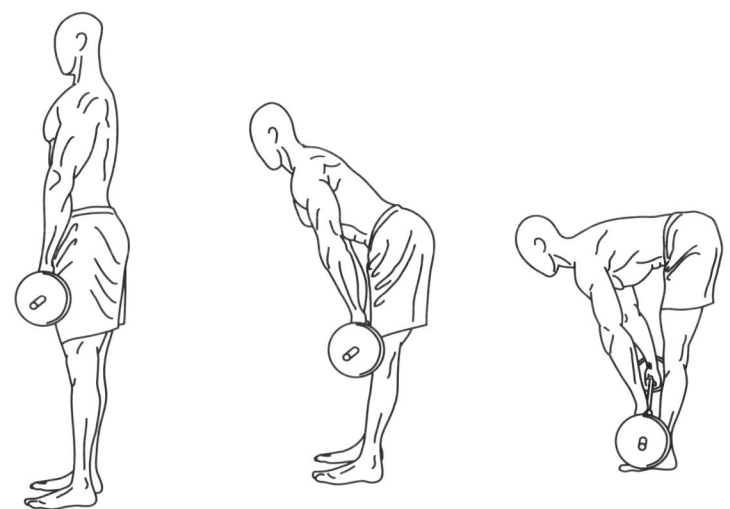

■ 스티프 레그 데드리프트(Stiff Leg Dead-Lift)

정도 이하로 굽혀주고 루마니안은 80도 이상 상체를 굽혀준다. 상체를 45
도 이하로 굽혀주기 때문에 대퇴사두근의 집중도가 높아지며 광배근과 엉덩이 근육(둔근)의 발달에 효과적이다.

초급자들에게는 허리에 부담이 적은 스탠더드가 좋다. 중급자 이상에서는 대퇴이두를 좀 더 강하게 자극해주고 자극부위가 증대되는 루마니안이 좋다고 하겠다.

스티프 레그 데드리프트(Stiff Leg Dead-Lift)는 무릎을 고정해서 동작하는 데드리프트 운동으로서 대퇴이두근과 엉덩이 발달에 효과가 좋은 운동이다. 허리에 부담을 줄이기 위해서 무릎을 약간 구부려서 실시하는 것이 안전하다. 대퇴이두근과 등하부(허리부근)발달에 효과적이고 이 운동은 허리와 무릎에 부담을 많이 주기 때문에 고중량 보다는 적당한 중량(저중량 고반복)으로 실시하는 것이 좋다. 바닥면보다 높은 면(6~8cm)에서 실시하는 것이 더 깊숙한 자극을 줄 수 있다.

스모 데드리프트(Sumo Dead-lifts)는 스모자세 형태로 실시하는 데드리프트를 말한다. 발을 어깨넓이 보다 조금 넓게 벌리고 양 허벅지 사이에 팔이 들어가게 해서 바를 잡는 형태의 운동이다.

무거운 중량을 다룰 수 있고 다리에 새로운 자극을 줄 수 있으며 허리에 부담을 줄일 수 있는 이점이 있지만은 루마니안 보다는 효과는 떨어지는 편이어서 많이 사용하는 자세는 아니다. 대퇴근 바깥쪽 및 대퇴사두근에 공략할 수 있으며 광배근과 엉덩이 부위의 공략이 가능하다.

▌바벨의 위치

데드리프트에서 중요한 것은 **바를 몸에 붙여서 바벨이 수직으로 오르고 내리도록 동작**을 하는 것이다. 만약 바가 몸과 멀어지면 허리부담이 증대되어서 허리부상의 위험이 커진다.

내릴 때 몸 쪽에 붙여서 수직으로 내리며 상체를 굽혔을 때 손과 다리는 역삼각을 이루게 몸(다리 앞)쪽으로 바싹 모아서 바를 위치한다. 올릴

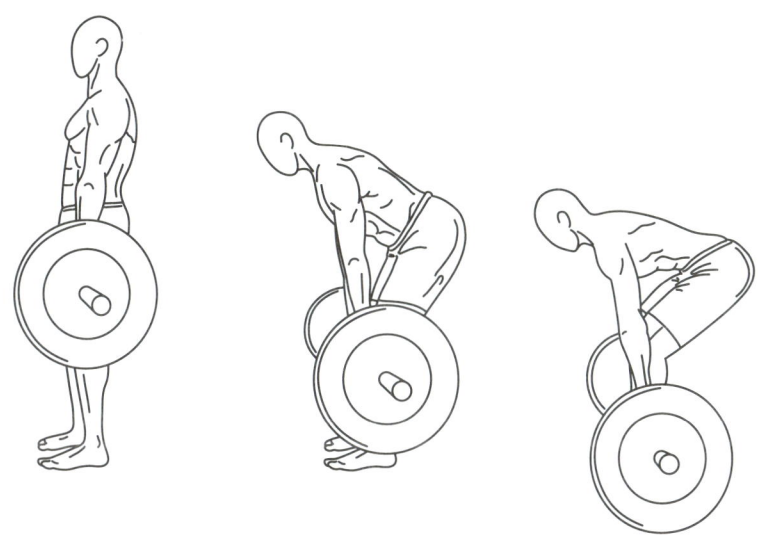

■ 바벨의 위치

때도 마찬가지로 바를 몸 쪽에 바싹 모은 상태에서 수직으로 올린다. 바벨을 수직상태로 올리고 내리기 위해서는 동작할 때 바벨이 다리앞쪽 선을 따라 스치듯 움직이고 손의 그립은 다리 바깥쪽 선을 따라 스치듯 움직이도록 하는 것이다. 이때 모든 신체의 관절이 동시에 움직여야 되는데 어깨가 움직이기 전에 엉덩이가 먼저 치고 나오지 않게 하는 게 중요하다.

올릴 때는 어깨와 엉덩이가 동일한 속도로 같이 따라 일어서게 올리는 것이 허리부상을 줄일 수 있다. 바를 잡을 때 어깨후면과 등 상부에 힘을 넣고 그립의 악력도 강하게 잡으면 등 전체에 자극을 줄 수 있다.

바벨 및 덤벨 런지(Barbell & Dumbbell Lunge)

런지는 대퇴근을 갈라져 보이게 할 뿐 아니라 둔근(엉덩이)의 발달에도 효과적인 운동이다. 이 운동을 할 때 가장 중요한 것은 **앉은 자세를 취했**

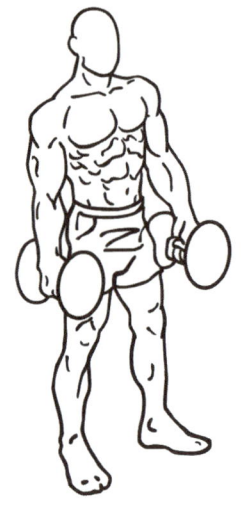
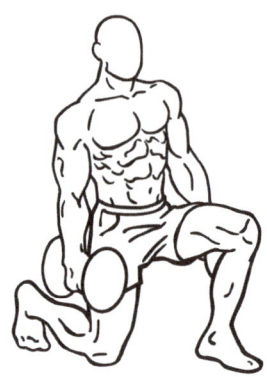

■ 런지

을 때의 무릎의 위치다. 흔히 무릎이 너무 앞으로 쏠리는 경우가 있는데 이는 잘못된 자세다. 항상 무릎의 위치가 발끝을 넘어가지 않도록 주의해야만 최상의 운동효과를 얻을 수 있다. 힙업 효과가 뛰어나기 때문에 여성들에게 많이 권장되는 운동이기도 하다.

▌운동순서

① 바벨을 어깨 위에 걸치고 양 손으로 중심을 잡는다. 시선은 전방을 향한다.
② 등과 허리를 똑바로 펴고 한 발을 내밀면서 자세를 낮춘다. 이때의 무릎의 각도는 90도로 하고 반대편 무릎은 바닥에 닿을 정도로 한다.
③ 하체의 힘으로 천천히 원위치로 돌아온 후 다른 발로 위의 과정을 반복한다.
한쪽발만 이용해 하나의 세트를 할 수도 있으며 대퇴근과 둔근에 효과적이다.

복근은 천천히 만드는 '서근'이다

아름답고 균형 잡힌 멋진 몸을 만들기 위해서는 많은 시간이 필요하다. 특히 여러 부위 가운데 복근은 오랜 시간 천천히 공을 들여서 꾸준하게 운동을 해야 하는 근육이다.

남자들이 가장 갖고 싶어 하는 근육 가운데 하나인 복근은 주로 근육을 수축하는 데 산소를 이용하는 서근(徐筋)섬유로 구성돼 있다. 산소 없이 근육 내 저장된 에너지로 만드는 속근(速筋)섬유인 팔과 다리의 근육과 그 성격이 다르다. 팔과 다리의 근육이 100m 달리기 선수의 짧지만 강한 힘을 내며 커지는 근육이라면 복근은 강도는 약하지만 오랜 시간 힘을 내 근지구력이 높은 마라톤선수의 근육과 같은 성격이라고 할 수 있다. 따라서 복근은 팔과 다리의 근육과 같이 빠른 시간 안에 근육이 커지기를 기대하는 것은 무리다.

대표적인 복근운동인 '크런치(상체 반만 들어올리기)'와 '레그 레이즈(누워서 다리 들었다 내리기)'를 천천히 오래 하면서 수축된 근육의 지속력을 기르는 데 초점을 맞춰야 한다.

복근보다 허리근육 강화가 먼저

빨래판 같은 멋진 복근을 만들기 위해서는 허리근육을 먼저 강화해야만 한다. 복근을 만들거나 유지하는 과정에서 등을 구부정하게 하는 경우가 많다. 이런 자세 때문에 허리가 나빠지는 사람이 꽤 많이 볼 수 있다. 따라서 복근을 만들기에 앞서 허리근육을 먼저 키워야 하는 것이다. 상체와 하체의 중심인 몸통근육은 허리근육과 복근의 균형이 중요한데 복근에 과도하게 신경을 쓰면 균형이 깨져 오히려 척추 등에 무리를 줄 수 있기 때문이다.

허리근육을 키우는 법은 역기를 목 뒤에 얹고 앉았다 일어나는 방법 (스쿼트), 침대에 엎드려 하체만 기대고 상체는 앞으로 기울인 'ㄱ'자 자세에서 구부렸다 일어나는 방법 등이 유용하다. 이런 운동으로 허리근육을 강화한 뒤에 복근운동을 시작하는 것이 순서인 것이다.

또 복근운동은 식이요법(저지방 및 저염식), 근육운동, 유산소운동 등의 '삼박자'를 갖춘 상태에서 꾸준히 해야 한다. 나이가 들면 단백질 합성 작용을 촉진하는 세포의 기능이 떨어져 근육을 키우는 데 있어서 젊을 때보다 더 오랜 시간이 걸린다. 일반적으로 40~50세가 넘으면 복근을 만드는데 최소 6개월 이상은 걸린다고 생각하면 된다.

▌ 스쿼트(Squat)…하체강화 운동

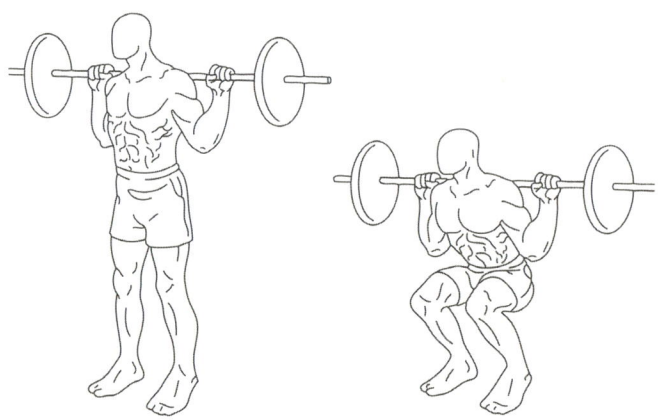

■ 스쿼트

스쿼트는 벤치프레스, 데드리프트와 함께 웨이트 트레이닝의 3대 운동 중 하나로서 에너지 소모가 가장 많은 운동이기도 하다.

스쿼트 종류에는 와이드 스쿼트, 오버헤드 스쿼트, 백 스쿼트, 프론트 스쿼트 등이 있다.

스쿼트는 둔근(엉덩이)과 대퇴근(허벅지)의 매스(근육 덩어리) 증강에 매우 효과적이며 등 하체에도 좋은 운동이다. 상당히 무거운 중량을 이용해 훈련하므로 반드시 워밍업 세트를 포함해야 하며 항상 올바른 자세를 유지해야 한다.

스쿼트 운동순서

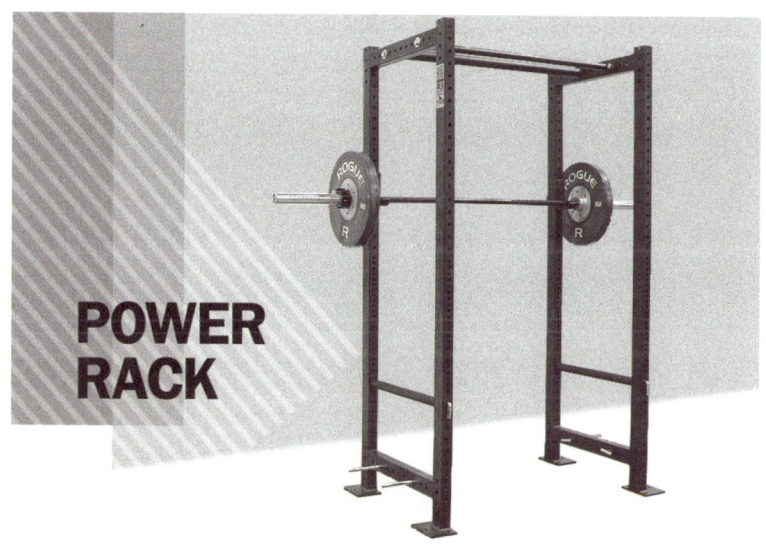

■ 스쿼트 랙(파워 랙) : 스쿼트를 할 수 있는 안전장비를 말한다.
  헬스클럽에 필수로 있는지 확인한다.

스쿼트 랙에 바벨을 올려놓는다.
스쿼트 랙이 없으면 가벼운 중량의 바벨을 파워클린 자세로 들어 올린다.

▌용상(Clean and Jerk) 자세

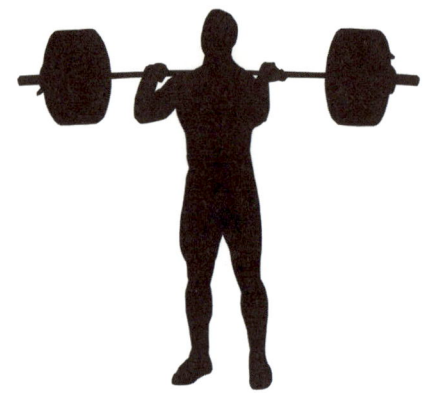

파워클린과 역도의 용상(Clean and Jerk) 자세는 가벼운 중량으로 평상시 자주 연습하고 훈련한다.

머리 뒤 승모부위에 바벨을 걸친 후 양손으로 바를 잡고 이때 양발은 어깨너비 정도로 발을 벌리고 선다.

시선은 전방을 향하고 가슴과 척추(허리)는 활짝 펴서 척추가 아치형을 유지한다. 자세가 불안정하면 골격의 균형이 무너지기 때문에 척추가 아치형을 이루도록 해서 골격이 안정적인 구조가 되도록 해야 한다.

골반(엉덩이)을 뒤쪽으로 빼면서 다리를 굽히면서 자세를 낮추며 이때 고관절(엉덩이관절)이 접힌 면도 동시에 뒤쪽으로 같이 빠져 나가야 된다.

▌스쿼트 랙(파워 랙)과 무릎이 앞으로 쏠린 자세

만약 엉덩이(골반)를 뒤로 빼지 않고 다리를 굽히게 되면 무릎이 앞쪽으로 돌출되어 나가서 무릎부상의 위험이 크다. 따라서 엉덩이를 뒤로 빼면서 무릎을 굽히고 무릎은 지면과 90도 수직각을 유지한다는 느낌으로 굽히는데 무릎이 발끝선(신발 앞선) 이상 나가지 않도록 무릎을 굽히는데 주의한다.

앉을 때 굽힘 각은 하프스쿼트(절반정도 굽히는 스쿼트)각으로 굽히는데 대퇴부가 수평라인을 유지하는 정도에서 굽혔다가 무릎을 펴고 일어서는 동작을 반복한다.

▌ 바디 웨이트 스쿼트

바디 웨이트나 가벼운 중량으로 실시할 경우에는 완전히 앉았다가 일어서는 **풀 스쿼트**를 하는 것이 좋으며 풀 스쿼트는 둔근부터 하체 전체근육에 자극을 주는 이점이 있다. 하지만 무거운 중량으로 실시할 경우나 초보자가 무리해서 할 경우에는 전체적으로 부상의 위험이 크다. 안전한 운동은 **하프 스쿼트**이기 때문에 풀 스쿼트은 고급자 단계에서 실시하기를 권장한다.

주의할 점은 앉은 자세에서 무릎의 위치가 앞으로 쏠리면 안 되고 무릎 위치가 발끝선(신발 발가락 앞선)을 넘지 않도록 주의한다.

가슴과 척추는 활짝 펴서 지지가 될 수 있도록 하고 동작 내내 등과 허리는 항상 곧게 펴서 아치상태를 유지하면서 동작해야 된다. 만약 아치상태가 아니라 허리가 앞으로 구부러지거나 중심을 잃게 되면 큰 부상을 당하게 된다.

동작을 할 때 상체의 힘이 빠지고 굽게 되면 상체가 앞으로 기울게 된다. 이렇게 상체가 앞으로 쏠리면 부상위험도 있기 때문에 집중해서 온몸에 힘을 주고 동작 내내 바른 자세를 유지하도록 해야 한다.

그리고 균형을 잃어서 자세가 흐트러지거나 중심을 잃게 되면 일어서는 동작(다리를 펴는 동작)에서 그만큼 더 힘을 쓰게 되어서 피로도가 증대되어 운동효과도 감소된다.

대퇴근 바깥쪽을 발달시켜 주는 인라인 자세

스쿼트의 자극부위는 대퇴사두근(허벅지 앞쪽), 둔근(엉덩이, 힙업), 슬와근(대퇴이두근, 허벅지 뒤쪽), 종아리다.

특정부위를 발달시키거나 특정부위의 라인을 집중적으로 만들고자 한다면 스쿼트를 할 때 발앞꿈치에 체중을 걸어서 운동하면 허벅지 앞쪽, 발뒤꿈치에 체중을 걸어서 운동하면 허벅지 뒤쪽, 발을 넓게 벌려서 운동하면 허벅지 안쪽, 발을 좁게 벌려서 운동하면 허벅지 바깥쪽을 공략할 수 있다.

엉덩이 공략(힙업)

스쿼트를 할 때에 뒤꿈치에 체중을 실어서 올리면 엉덩이에 자극이 증대된다. 고급자 단계에서 둔근(엉덩이근육) 발달을 원한다면 다리를 완전히 굽혀서 내리는 풀 스쿼트가 좋다. 스쿼트는 반쯤 굽혀 앉기 때문에 실제 대퇴사두근에는 자극이 많이 가고 반면에 둔근에는 자극이 적게 가는 것이 사실이다. 이에 비해 완전히 내려앉는 풀 스쿼트는 둔근을 완전동작 범위로 운동시킬 수 있기 때문에 풀 스쿼트야말로 둔근발달에 가장 효과적인 운동이라고 할 수가 있다.

스쿼트 운동요령

스쿼트는 대퇴근을 키우는데 효과적인 운동이지만 허리부상의 위험 또한 높은 운동이기 때문에 초보자의 경우에는 운동 전 충분한 위밍업과 스트레칭, 그리고 정확한 자세를 배운 후 운동하는 것이 무엇보다 중요하다.

스쿼트+점프(점프 스쿼트)···무릎의 고정이 열쇠

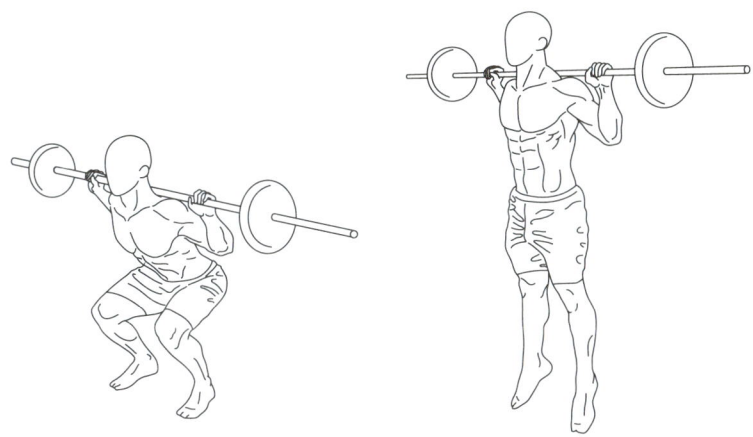

어깨와 승모근에 바를 가로질러 걸치고 양발의 간격은 어깨넓이 또는 약간 넓게 벌리고 발가락 끝이 살짝 바깥을 향하도록 한다.

앉을 때에는 무릎이 앞으로 굽혀 나오지 않고 종아리가 가능한 지면과 수직 상태를 유지한다고 생각하며 골반을 앞으로 숙여 허리를 낮추며 천천히 내린다. 이 때 호흡은 숨을 들이 마시고 골반을 앞쪽으로 기울게 한다. 무릎라인이 발끝라인을 넘지 않도록 하며 무릎 또한 완전히 굽히지 말고 대퇴부가 수직상태가 되는 지점까지(지면과 평행이 되게) 내리는 것이 중요하다.

일어설 때에는 숨을 내쉬면서 발뒤꿈치에 체중을 실어 최대한의 힘을 모아서 빠르게 올린다. 이때 내릴 때 반동을 이용해서 올리면 운동효과가 감소되고 부상의 위험이 크기 때문에 주의해야 한다.

완전히 일어선 동작에서는 무릎을 무리하게 펴는 것 보다는 살짝 굽혀 주는 것이 계속적인 근육의 긴장과 수축을 유지할 수 있고 무릎에도 부담을 주지 않는다.

골반을 앞쪽으로 기울게 하는 것이 포인트

골반을 앞쪽으로 기울게 하면 둔근에 더 강한 자극을 줄 수가 있다. 또 각도에 따라서 허리에 가해지는 자극부위도 다르기 때문에 만약 허리통증이 있는 경우에는 어느 각으로 동작하는 것이 허리통증 또는 다리통증이 적은지 최소 또는 무리가 가지 않는 통증 각을 찾는 것도 좋다.

일반적으로 골반을 앞쪽으로 기울이지 않고 무릎을 앞으로 굽히게 되면 자세도 이상하게 될 뿐 아니라 원하는 부위에 자극이 가지 않고 다른 부위에 힘이 분포되어서 운동효과가 떨어진다. 골반과 대퇴의 각도에 중점을 두고 골반이 앞쪽으로 기울도록 하며 등과 허리는 곧게 편 상태를 유지하는 것이 부상예방에 도움이 된다.

좌우의 밸런스

바벨을 들고 스쿼트을 하게 되면 우리의 신체는 경험해보지 못한 무게의 증가로 인해서 좌우의 밸런스를 유지하기가 어렵게 된다. 이렇게 될 경우 자세가 흐트러져서 목표부위에 효과적으로 자극을 줄 수 없게 될 뿐만 아니라 부상과 같은 안전사고의 우려도 있다. 원판이 없는 빈봉으로 정확한 자세를 익힌 다음 점차적으로 무게를 올려가는 점진적 과부하의 원리로 적용해서 스쿼트 자세를 배우는 것이 필요하다.

프리 웨이트 스쿼트

헬스장에서 운동을 하는 경우라면 먼저 레그 프레스 운동기구로 하체

근력과 운동기구 사용법을 익힌 다음에 바벨로 실시하는 프리 웨이트 스쿼트를 시도하는 것도 괜찮은 방법이다. 헬스장 트레이너들은 약 6개월 정도는 머신훈련만 시키고 프리 웨이트는 하지 못하게 하는 경우도 종종 있다. 그 이유는 머신과 케이블이 안전하고 정확한 자세에 도움을 주기 때문이다. 머신도 하고 저중량 프리 웨이트(가벼운 중량의 덤벨, 바벨)도 하고 바디 웨이트(자기체중 근력운동) 등 여러 가지 운동방법을 낮은 강도와 가벼운 중량으로 하는 것이 좋다.

프리 웨이트도 중요하고 머신운동도 중요하지만 더 중요한 것은 다양한 운동방법과 운동자세를 배우는 것이다. 그리고 운동방법과 운동자세가 다양해질수록 그만큼 근육이 밸런스를 유지하게 되며 근육발달적인 면에서도 더 좋다.

혼자서 스쿼트를 시도하는 경우라면 무거운 중량보다는 가벼운 중량으로 좌우의 밸런스를 정확하게 유지하는 법을 배우고 완벽한 자세를 익힌 후에 무거운 중량으로 시도하는 것이 중요하다. 아니면 자신의 체중만을 이용해 정확한 자세를 익히면서 배우거나 초보자에게는 쉽지 않지만 다리 한발을 들고 한쪽 다리로만 실시하는 원레그 스쿼트로 하는 것도 좋다. 특히 집에서 운동하는 홈 트레이닝 마니아나 허리가 좋지 않거나 스쿼트 트랙(파워 랙)이 없는 경우에는 원레그 스쿼트으로 하는 것이 권장된다. 목표부위가 한계점에 이를 때까지 해보는 것도 정확한 자세를 익히는 데 좋은 방법이다.

▌머신과 프리 웨이트

어느 정도 자세가 익숙해졌으면 이제 바벨로 운동하는 것이 효과적이다. 바벨운동과 같은 프리 웨이트 형태의 운동에서는 균형을 유지하기 위해서 관절주변 근육이나 다른 많은 부위의 근육들이 동원된다. 이러한 전체 근육이 협조되어 움직이는 이점이 있기 때문에 운동효과는 머신에 비해서 큰 편이다. 또한 바벨운동은 한 쪽으로 힘이 치우치면 그 쪽으로 바벨이 기울기 때문에 균형감각을 익히는 데에도 벤치프레스나 스쿼트 같은 바벨운동이 효과적이다.

이에 비해 머신으로 실시하게 되면 한쪽 방향으로만 힘이 치우치고 있어도 운동기구가 올라가고 내려가기 때문에 자신도 모르게 한쪽 방향으로만 힘을 주고 동작하게 된다. 그러한 불균형을 느끼지 못하고 트레이닝을 계속하다보면 근육의 좌우 불균형이 발생하고 단조로워서 운동효과도 바벨에 비해 떨어진다. 최근에는 좌우가 독립한 머신도 있는데 좌우로 분리되어 있는 해머벤치(가슴운동기구)가 그 대표적인 머신운동기구라고 할 수 있다.

▌스쿼트 운동요령

스쿼트는 대퇴근운동이지만 둔근(엉덩이 근육)도 참여하기 때문에 여러 부위의 근육과 관절이 참여하는 다관절 운동이다.

스쿼트는 기구를 들고 운동할 때 부상의 위험이 높은 운동이기 때문에 무릎의 고정이 중요하다.

앉을 때에는 무릎이 앞으로 굽혀 나오지 않고 종아리가 가능한 지면과 수직 상태를 유지한다고 생각하며 골반을 빼면서 상체를 숙여 허리를 낮추며 천천히 내린다. 이때 무릎라인이 발끝라인을 넘지 않도록 하며 무릎 또한 완전히 굽히지 말고 대퇴부가 수직상태가 되는 지점까지(지면과 평행이 되게) 내리는 것이 중요 포인트다.

일어설 때에는 숨을 내쉬면서 발뒤꿈치에 체중을 실어 최대한의 힘을 모아서 빠르게 올린다.

완전히 일어선 동작에서는 무릎을 무리하게 펴는 것 보다는 살짝 굽혀주는 것이 계속적인 근육의 긴장과 수축을 유지할 수 있고 무릎에도 부담을 주지 않는다. 골반을 빼지 않고 무릎이 앞으로 굽히게 되면 자세도 흐트러지게 되고 무릎에 체중이 실려서 부상의 위험이 크다.

골반과 대퇴의 각도에 중점을 두고 등과 허리는 곧게 편 상태를 유지하는 것이 중요하다.

힙업(둔근발달)을 위한 근력운동

근력운동 중 하체발달을 위한 **대퇴근운동**이 하체근육 발달은 물론 엉덩이 근육(둔근) 발달에도 효과적이다. 또한 이러한 운동들이 과부하를 줄 수 있는 중량운동들로 구성되어 있기 때문에 엉덩이 근육량을 증대시키는 데에도 효과적이며 따라서 힙업의 효과가 가장 높은 운동이라고 할 수 있다.

런지

초급자는 덤벨 런지를 실시하는 것이 좋으며 고급자는 바벨 런지 및 워킹런지 등의 난이도가 높은 운동들이 좋다.

런지를 할 때 보폭의 길이는 길게 해서 크게 벌리는 롱런지 형식으로 하는 것이 엉덩이에 깊숙한 자극을 줄 수가 있다.

하이퍼익스텐션

척추기립근과 광배근 발달에 효과적인 운동이지만 둔근에 집중해서

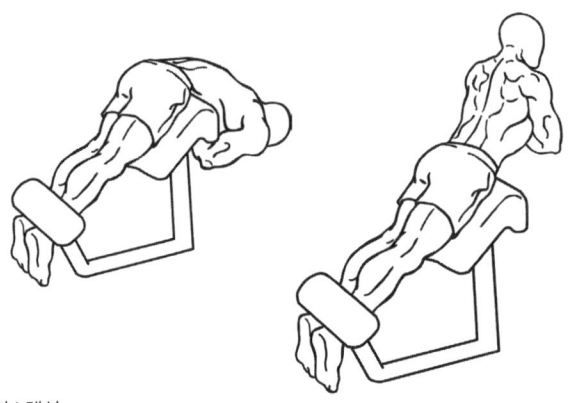

■ 하이퍼익스텐션

둔근의 힘으로 동작하면 둔근발달에도 효과가 높은 운동이다. 즉 둔근을 발달시키려면 허리가 아니라 엉덩이의 근육으로 동작하는 것이 중요하다.

풀 스쿼트

스쿼트 형식의 운동이 둔근발달에 가장 효과적인 운동이다. 일반 스쿼트 보다는 풀 스쿼트가 둔근발달에 탁월한 효과를 얻게 하는데 스쿼트은 반쯤 굽혀 앉기 때문에 실제 대퇴사두근에는 자극이 많이 가고 둔근의 자극범위는 그만큼 줄어들게 된다.

이에 비해 완전히 내려앉는 풀 스쿼트는 둔근을 완전동작범위로 운동시킬 수 있기 때문에 풀 스쿼트이야 말로 둔근발달에 가장 효과적인 운동이라고 할 수 있다. 동작 중 발뒤꿈치에 체중을 실어서 동작하면 엉덩이에 자극이 증대된다.

핵 스쿼트

핵 스쿼트는 머신기구를 이용한 스쿼트로서 풀 스쿼트과 같은 형식으로 다리를 완전히 굽히면 엉덩이에 자극범위를 높일 수 있으며 발뒤꿈치에 체중을 실어서 운동하면 둔근발달에 효과적이다.

레그 프레스

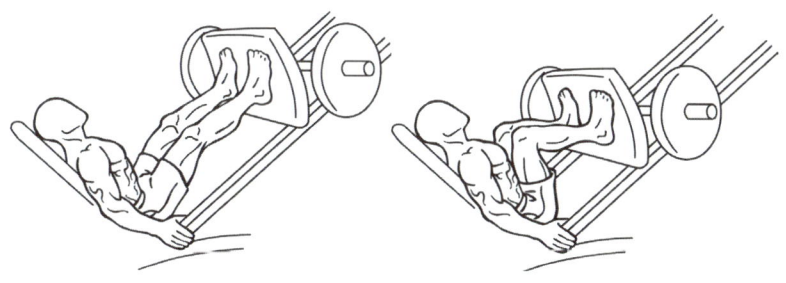

■ 레그 프레스

스쿼트가 어려운 초급자들이 하기 쉬운 운동이며 자세를 취할 때 발의 위치를 높게 올려서 발뒤꿈치에 힘이 걸리도록 동작하면 엉덩이 근육에 자극을 증대시켜서 둔근발달에 효과를 높일 수 있다.

데드리프트

데드리프트의 형식은 다양한데 그중 스티프 레그 데드리프트(Stiff Leg Dead-Lift)가 둔근발달에 효과가 좋다. 다른 데드리프트는 무릎을 굽혔다가 펴는 동작인데 비해 스티프 레그 데드리프트는 무릎을 고정해서 실시하는 데드리프트 운동이다. 허리에 무리가 많이 가기 때문에 무릎을 약간 구부려서 실시해 허리부담을 줄이면서 안전하게 할 수 있다. 이 운동은 둔근발달은 물론 다리의 라인을 만들어주는 데에도 효과적이다.

초급자는 아령을 양손 들고 실시하는 덤벨 데드리프트가 권장되고 중·고급자는 무거운 중량을 다룰 수 있는 바벨 데드리프트를 실시하는 것이 권장된다.

▌레그 컬

단관절 운동으로서 대퇴이두근을 발달시키는 운동이지만 동작을 할 때 엉덩이에 집중하면 둔근발달에 효과적이며 특히 정점수축이 중요한 운동이다.

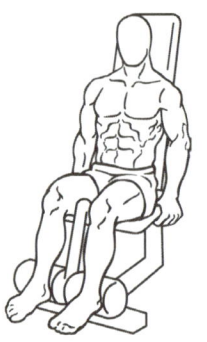

■ 레그 컬

▌원레그 스쿼트

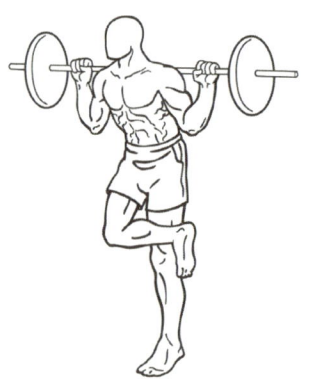

■ 원레그 스쿼트

원레그 스쿼트의 기초-런지

기구를 이용한 하체운동의 경우 위험이 따르고 허리가 좋지 않은 사람들에게는 시도조차 못할 운동에 속할 것이다. 하체운동 기구가 구비되지 못하거나 허리통증이 있는 사람들은 한발로 하체운동을 실시하는 원레그 기법이 권장된다.

바벨을 들고 두발로 실시하는 투레그와

비교해서 척추부담과 무릎관절의 부담을 줄여주면서 동시에 체중을 2배 증가시켜 주어 강력한 운동효과를 얻을 수 있는 운동이다. 70kg 체중의 사람이 70kg 바벨을 들고 두발로 실시하는 스쿼트과 비슷한 효과를 얻을 수 있다는 의미다.

특히 데드리프트와 스쿼트 그리고 카프레이즈 같은 운동들을 한발로 실시함으로써 매우 유효한 자극을 줄 수가 있다. 한발로 실시하기 때문에 처음에는 중심잡기가 가장 어렵다. 중심잡기가 어려울 경우에는 한손은 벽이나 기둥을 잡고 실시하거나 다리 한쪽을 의자나 소파 등에 걸치고 실시하면 쉽게 할 수 있다.

원레그 기법은 척추가 취약한 여성의 힙업 운동으로서도 좋으며 아령 또는 맨손만으로 운동하는 홈트 매니아에게 적합한 하체운동이다. 홈 트레이닝의 경우 스쿼트 트랙이 없기에 바벨을 들어 올리고 내리는 동작에서 매우 위험하고 부상이나 안전사고가 발생될 수 있기 때문이다.

원레그 기법이 익숙해지면 점차적으로 중량을 늘려야 되는데 이 경우 양손 또는 한손에 덤벨을 잡고 하거나 배낭에 원판이나 무거운 물건 등을 넣어 어깨에 메고 실시해도 좋다.

▌펌핑과 근육 만들기

운동을 하게 되면 어느 시점에 도달해서 근육이 빡빡해짐과 동시에 부풀어 오르는 듯한 느낌이 있을 것이다. 이러한 상태를 펌핑이라고 한다. 즉 펌핑이란 웨이트 트레이닝 혹은 운동을 하게 되면 생리적으로 근육 속에 혈액이 몰려 근육이 일시적으로 부풀어 오르는 현상을 말한다. 혈류가 증가되어서 근육이 부풀어 오르는 느낌을 받고 외형적으로 단단해지고 근육이 커지게 되는 것이다.

근육의 조직은 아주 세밀한 혈관조직으로 이루어져 있다. 운동을 하게 되면 운동된 부위에 일시적으로 혈액이 몰리고 근조직에 혈관이 커지게 된다. 혈액을 근육 속에 밀어 넣는다고 표현하기도 한다. 웨이트 트레이닝을 몇 세트 정도 하게 되면 혈액이 근육 속에 몰려들어서 근육이 부풀어 오르게 되는 것이다. 이러한 펌핑 현상은 20~30분간 지속되다가 어느 정도 시간이 경과되면 혈액이 다시 원래의 상태가 되어서 펌핑 증상이 없어진다. 펌핑 증상은 찬물로 샤워를 한다고 해서 사라지는 것도 아니며 항상 펌핑 상태를 유지할 수도 없는 것이다. 이러한 펌핑 작업이 반복되면 근조직이 커지고 그로 인해 근육이 성장되고 발달되는 것이다.

펌핑감은 운동의 정도와 상태를 파악할 수 있지만 절대적인 것은 아니며 피로도, 집중, 운동의 조건, 영양과 휴식에 따라서 펌핑감이 달라질 수 있다. 펌핑으로 근육이 일시적으로 부풀어졌다고 해서 운동력이 좋은 상태가 되는 것은 아니다. 펌핑이 되면 그만큼 체력이 많이 소비된 상태이기 때문에 운동력은 줄어들게 된다. 이때 욕심을 내어서 자신의 최대중량을 몇 번 더 들어 올리는 것이 효과적이다.

좀 더 많은 양의 중량을 소화하게 되면 펌핑이 반복되면서 근육성장을 이끌게 될 것이다. 하지만 여기서 멈추지 않고 장시간 무리해서 욕심을 내어서 강도 높게 훈련한다면 오버트레이닝이 될 수도 있다. 특히 운동하는 부위에 근육통이 있다면 회복이 되지 않은 상태이기 때문에 그 부위의 운동은 실시하지 않는 게 효과적이다. 운동 강도가 적절하면 펌핑감이 좋지만 그러나 너무 무리해서 운동하면 피로해져서 펌핑의 느낌은 사라지게 된다. 때문에 강도를 올려도 적당하게 올리는 것이 중요하다.

세트에서 횟수가 적을 때 목표근육에 집중하지 못했을 때(운동부위를 정확하게 운동시키지 못했을 때) 펌핑감도 떨어지게 될 것이다. 반복횟수를 많이 하고 세트수를 많이 해도 펌핑감이 경미하다면 근매스 발달도 그만큼 미비하다고 할 수가 있다. 이럴 때에는 목표근육에 집중하거나 운동 강도를 늘리거나, 운동의 변화를 주어서 펌핑감을 높이는 것이 중요하다.

줄넘기를 하는 시간과 횟수

줄넘기는 가장 편하게 누구나 할 수 있는 운동 가운데 하나이다. 시간과 장소에 구애받지 않고 편하게 할 수 있기 때문이다. 그런데 줄넘기에도 요령과 주의해야 할 것이 있다. 요령과 노하우를 알지 못하고 하게 되면 시간만 낭비하고 효과는 미미할 것이다.

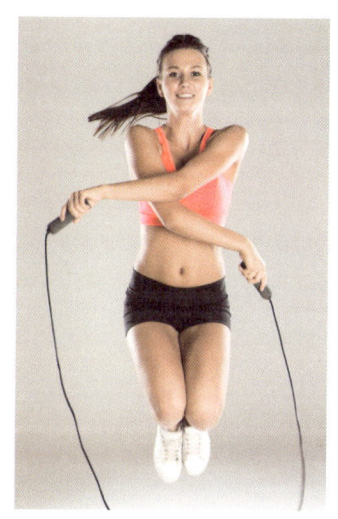

줄넘기는 횟수가 중요한 것이 아니라 **시간이 중요**하다. 1천회 이상을 했다고 하더라도 **30분 이상**은 해야 효과를 얻을 수 있다. 30분 미만에서는 체지방을 이용하는 효과가 그만큼 떨어지기 때문이다.

줄넘기를 쉬지 않고 계속하면 좋은데 그렇게 할 수가 없다. 사람의 체력이란 한계가 있기 때문이다. 그래서 중간에 쉬면서 해야만 한다. 또 줄넘기를 할 때 처음부터 무리하면 신체에 무리가 올 수 있다. 따라서 처음 2주간은 천천히 하면서 무리 없게 쉬는 시간을 많이 할애해야 한다. 그런 다음 점차적으로 중간에 쉬는 시간을 많이 줄이면서 줄넘기를 하면 효과적이다. 맨 처음에는 500개 정도로 목표로 낮은 강도로 하면서 그만큼 휴식시간을 많이 갖고서 30분간 하면 좋다. 이후 점차적으로 횟수도 늘려가고 그만큼 휴식시간을 줄이는 패턴으로 하는 것이다. 그렇게 하다보면 누구나 줄넘기를 할 수 있는 횟수가 증가된다.

그리고 유산소운동은 일주일에 3~4회 이상의 빈도로 3개월 이상 지속해야 효과를 볼 수가 있다. 유산소운동 시간은 줄넘기나 달리기는 30분 이상 걷기나 가볍게 자전거 타기는 1시간 이상은 해야 체지방 감량효과를 가져올 수 있다.

줄넘기 30분을 해야 되는 이유는 간단하다. 처음 20분간은 그날 먹은 음식(탄수화물)이 에너지로 사용된다. 그 다음 먹은 음식이 고갈되어야만 체지방이 에너지로 사용할 수 있는 것이다. 보통 20분 이후부터 음식(탄수화물)이 고갈되어서 체지방이 대체 에너지로 사용되어서 체지방이 빠지게 된다. 지방은 비상식량과 같은 역할을 해서 나중에 음식물 섭취가 제한될 경우 대체 에너지로 사용되기 때문에 유산소운동도 이렇게 적용되는 것이다.

▌윗몸 일으키기와 살빼기

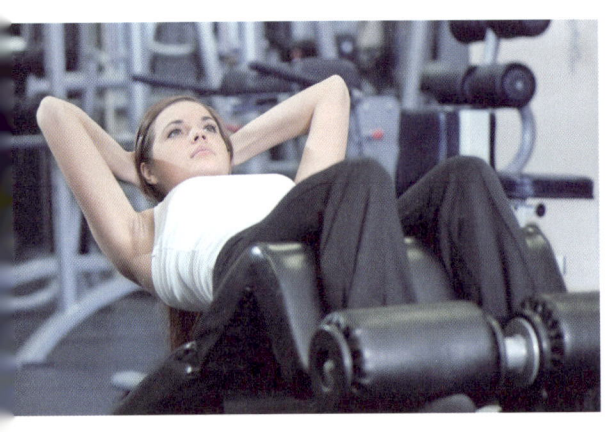

많은 사람들이 윗몸 일으키기를 하면은 뱃살이 빠질 것이라고 생각하는데 그것은 잘못된 생각이며 근거 없는 정보다. 뱃살이나 체지방 살을 빼기 위해서 윗몸 일으키기를 하고 있다면 그것은 올바르게 운동하는 것이 아니다. 가만히 있는 것보다야 윗몸일으키기를 하는 게 낫겠지만 윗몸일으키기는 **복근**을 **단련**시키는 운동이다. 물론 윗몸일으키기가 배에 붙은 지방을 태워서 없애주는데 경미하지만 도움을 주기는 한다.

연구결과에 의하면 윗몸 일으키기 1회당 소모되는 칼로리는 겨우 0.9kcal 밖에 되지 않는다. 10회를 했으면 9kcal을 소비한 셈이다. 만약 햄버거와 감자튀김 그리고 콜라까지 먹었다면 그 칼로리의 합은 약 1천 300kcal가 넘는데 이 때 윗몸 일으키기로 먹은 열량을 소모하기 위해서는 1천442번의 윗몸일으키기 운동을 해야 되는 것이다. 또한 몸에 축적된 체지방 230g을 에너지로 사용해 없애려면 윗몸일으키기를 2천회 이상은 해야 한다는 결론이 나온다.

결론적으로 윗몸일으키기를 하면 뱃살이 빠진다고 생각하지만 이것은 잘못된 생각이다. 운동을 하면 몸 전체에 저장되어 있는 지방이 분해되어 에너지로 소비되어 없어지는 것이지 어느 특정 부위만 따로 연소되는 경우는 없다. 즉 전체적으로 살을 뺄 수는 있지만 한 부위만 집중적으로 빼지 못한다는 의미다. 또한 뱃살의 주범은 내장지방인데 내장지방을 줄이는 방법은 파워워킹, 조깅, 수영, 자전거타기, 줄넘기, 각종 구기 종목 등과 같은 유산소운동 밖에 없다.

복근운동은 무산소운동(근력운동)으로서 칼로리 소비효과는 있으나 체지방 감소효과는 경미하다. 따라서 **뱃살**을 빼려면 윗몸일으키기를 하는 것 보다 **유산소운동**을 실시하는 것이 좋으며 유산소운동은 **줄넘기, 조깅** 등은 30분 이상, **파워워킹**은 1시간 이상 실시하는 것이 권장된다.

█ 각 운동별 칼로리 소비량

다음의 표는 많은 사람들이 즐기는 대표적인 유산소운동에 대한 운동 계수와 소비한 칼로리 계산식이다. 기본은 15분 동안 운동했을 경우 소비되는 칼로리를 알아 볼 수 있는 계산식으로 되어 있으나 30분 동안 운동했을 경우 소비된 칼로리는 아래표의 소비 칼로리에 2를 곱하면 되고 1시간 동안 운동했을 때 소비열량은 아래표의 계산식에 4를 곱하면 된다.

참고로 1kg 정도의 체중을 감량하기 위해서는 하루에 300kcal 이상, 1주일에 2,000kcal, 한 달에 7,000kcal 정도의 칼로리를 소비해야 한다.

220m 갈 수 있는 속력으로 30분정도 소요해야 되며 이때 걸음 수는 5천, 총 운동거리는 5.5km이다.

250kcal를 소모하기 위한 운동량, 운동 칼로리 소비 운동량

■ 250kcal를 소모하기 위한 운동량 1

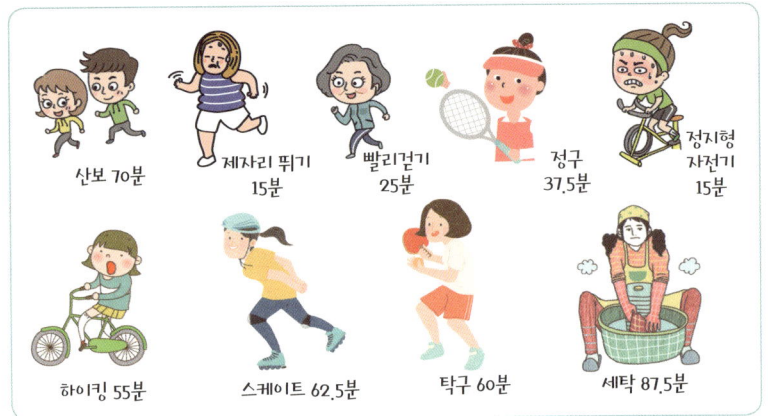

산보-70분 / 제자리 뛰기-15분 / 빨리 걷기-25분 / 정구 37.5분 / 정지형 자전거-15분 / 하이킹-55분 / 스케이트-62.5분 / 탁구-60분 / 세탁-87.5분

■ 250kcal를 소모하기 위한 운동량 2

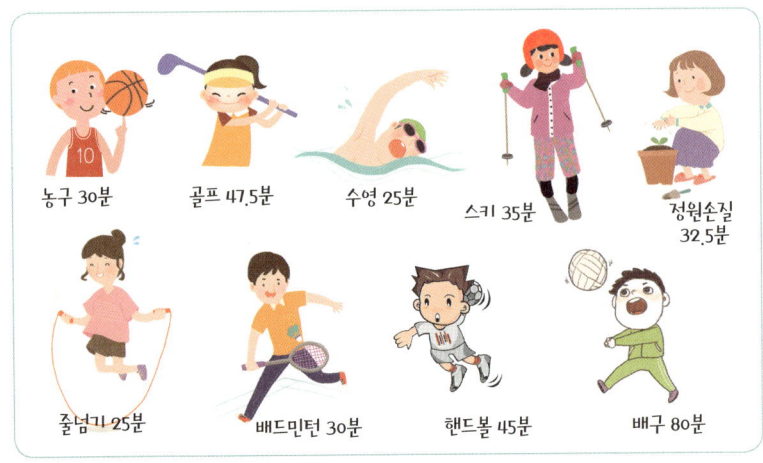

농구-30분 / 골프-47.5 분 / 수영-25분 / 스키-35분 / 정원손질-32.5분 / 줄넘기-25분 / 배드민턴-30분 / 핸드볼-45분 / 배구-80분

■ 칼로리 소비 운동량–가벼운 운동

(단위 kcal, 10분 동안 했을 때의 소비 칼로리)

운동의 종류/ 몸무게	50kg 몸무게	60kg 몸무게	70kg 몸무게
산책	22	26	30
자전거 타기	31	37	43
골프	34	41	48
골프 연습장	31	37	44
요가	21	25	29
볼링	25	30	35
춤추기	34	41	48
스트레칭 체조	21	25	29
등산	35	42	50

■ 칼로리 소비 운동량–중간 강도의 운동

(단위 kcal, 10분 동안 했을 때의 소비 칼로리)

운동의 종류/ 몸무게	50kg 몸무게	60kg 몸무게	70kg 몸무게
탁구	50	60	70
테니스	59	70	82
배드민턴	59	70	82
배구	59	70	82
에어로빅	42	50	59
팔굽혀펴기	35	42	49
계단오르내리기	48	58	68
자전거타기	37	44	52
스키	59	70	82

▪ 칼로리 소비 운동량−높은 강도의 운동

(단위 kcal, 10분 동안 했을 때의 소비 칼로리)

운동의 종류/ 몸무게	50kg 몸무게	60kg 몸무게	70kg 몸무게
수영(자유형)	145	175	204
수영(접형)	184	220	258
느린조깅	79	94	110
농구	67	80	93
윗몸일으키기	72	86	101
줄넘기	75	89	104

▪ 칼로리 소비 운동량−생활, 가사의 운동

(단위 kcal, 10분 동안 했을 때의 소비 칼로리.
소비 칼로리는 체중 10kg 중간형태 마다 약 20%가량 증가한다)

생활운동 칼로리	소요량	가사노동 칼로리	소요량
잠자기	8	야채 썰기	20
세수, 화장, 옷입기	13	튀기기	14
식사	13	주먹밥, 김밥 만들기	21
체조	13	요리담기	23
쇼핑	22	설거지	23
목욕	28	쌀 씻기	24
걷기/천천히	22	야채 씻기	19
보통	26	다림질	21
빠르게	38	손세탁	30
운전	13	재봉질	16
휴식(앉아서)	11	빨래널기	30
휴식(서서)	12	뜨개질	11
계단오르기	48	바느질	13
사무보기	12	꽃꽂이	13
책읽기	15	유리창닦기	24
구두신고 걷기/낮은굽	30	마당쓸기	24

생활운동 칼로리	소요량	가사노동 칼로리	소요량
중간굽	32	이불개기	52
높은굽	32	방쓸기	27
청소(청소기사용)	23	아기업고걷기	30
쇼핑하기	22	빨래(세탁기사용)	25
욕조, 변기청소	40		

Chapter 03

알아두면 좋을 건강상식

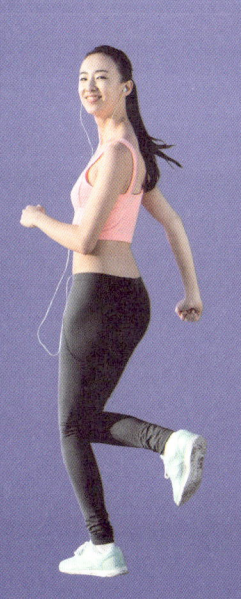

Chapter 03

"알아두면 좋을 건강상식"

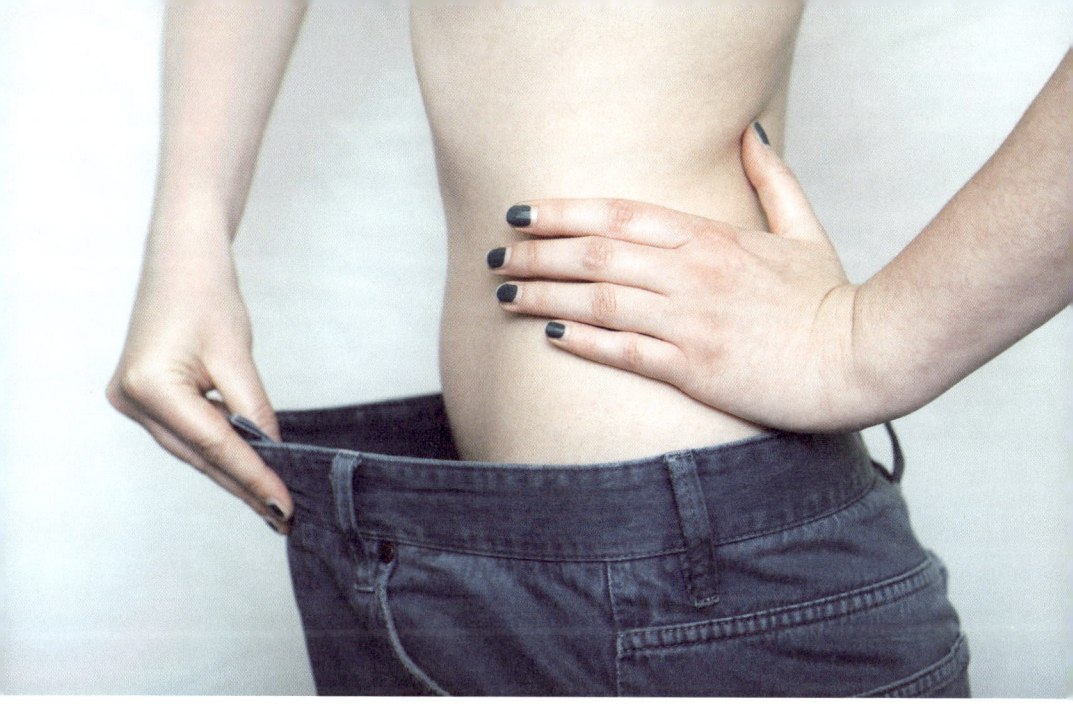

다이어트 하려면 제대로 알고 해야

"더 이상 작심삼일은 없어. 올해는 꼭 성공할 거야!"

사람들은 대부분 새해 시작과 함께 새로운 결심을 하게 된다. 특히 대부분 결심은 쉽게 하지만 실천이 힘든 것 중에 하나가 다이어트다.

다이어트는 비만으로 인한 각종 성인병 및 요통을 예방해 건강을 지켜준다. 하지만 무리한 다이어트는 영양 불균형을 초래해 척추노화를 가속화시켜서 건강을 망칠 수도 있다. 다이어트가 건강에 약이 될 수도 있고 독이 될 수도 있는 것이다.

다이어트는 이렇게 하라

그렇다면 어떻게 다이어트를 해야 할까? 몸매도 뽐내면서 건강도 함께 지킬 수 있는 다이어트 방법은 다음과 같다.

첫째, **다이어트는 운동과 함께 한다.** 건강하게 다이어트 하는 가장 좋은 방법은 운동이다. 운동은 체지방은 줄여줄 뿐만 아니라 골중량을 높여준다. 또한 운동을 통해 뼈에 자극을 가하면 뼈를 만드는 세포가 활성화돼 오히려 뼈가 단단해진다. 운동은 **빨리 걷기**와 **자전거, 수영, 에어로빅** 같은 **유산소운동**이 좋다.

운동은 너무 힘들지 않은 정도로 하루 40~60분 동안 주 5일 정도 유산소운동을 하는 것이 좋다. 운동의 강도가 지나치면 지방보다 탄수화물 소모량이 많아져 배고픔을 느껴 체중조절에 실패하는 원인이 될 수 있다. 또한 신진대사 활성화를 높이기 위해 웨이트 트레이닝과 같은 근력운동으로 근육의 양을 늘려 주는 것이 아주 중요하다.

둘째, **칼슘과 비타민D 섭취에 힘쓴다.** 건강하게 다이어트를 하기 위해서는 칼슘과 비타민D를 충분히 섭취하고 탄수화물 및 지방의 칼로리를 줄여야 한다.

칼슘은 영양학적으로 800mg 섭취를 권장하지만 다이어트 시 뼈 건강을 위해서는 하루 1,000mg 정도 섭취하는 것이 좋다. 칼슘이 풍부한 음식으로는 멸치나 해조류, 콩 등이 있다.

비타민D는 칼슘을 흡수하는데 관여하는 영양소로 뼈 건강을 위한 필수요소다. 피부에서 햇빛을 받아 합성되므로 평소 햇빛을 충분히 쬐어주는 것이 좋다. 비타민D가 풍부한 음식으로는 고등어와 같은 등푸른 생선, 버섯, 홍합, 유제품 등이 있다.

더불어 식사 시에는 짜게 먹지 않는 것이 무엇 보다 중요하다. 지나치게 짜게 먹으면 신장을 통해 섭취된 칼슘이 빠져나간다. 또한 카페인이 많이 든 음료와 커피도 칼슘흡수를 방해하므로 절제하는 것이 좋다.

셋째, **밥은 꼭 챙겨먹는다.** 다이어트 시 식사원칙은 평소 식사량보다는 줄이는 한편 기초대사량 보다는 더 먹어야 한다는 것. 기초대사량은 인체가 생명을 유지해 나가는데 꼭 필요한 열량을 말하는 것으로 보통 섭취 권장량의 60~70% 정도에 해당한다. 이보다 적게 먹을 경우 지방이 아니라 근육이 분해되어 에너지로 이용되면서 건강을 해치게 되고 기초대사량이 떨어져 결국 더 비만해질 수 있다. 식사를 거르게 되면 적게 먹고도 살이 찌는 억울한 일을 당하게 되는 것이다. 따라서 세끼를 꼭 챙겨 먹고 다이어트 일기 등을 통해 매끼의 식사량을 체크해 고열량 식품을 가급적 피하는 것이 바람직하다.

넷째, **젓가락을 최대한 많이 사용한다.** 식사 시에는 숟가락보다 젓가락을 이용하도록 한다. 젓가락을 이용하면 밥도 적게 먹게 되고 말아먹거나 비벼먹는 일을 줄일 수 있어 과식하지 않게 된다. 또한 국이나 찌개는 국물 대신 건더기를 주로 먹게 되고 입에서 많이 씹어 먹는 습관이 생김으로써 천천히 먹게 되고 소화도 잘 된다.

다섯째, 각종 모임에서 **수다를 많이 떨도록 한다.** 다이어트를 시작하게 되면 소문을 내서 주변 사람들이 다이어트에 도움을 줄 수 있도록 해야 한다. 또 모임에서 식사 메뉴는 양식보다는 한식위주로 하고 술자리라면 안주는 육류보다는 채소나 과일안주로 고르는 세심함이 요구된다.

겨울철 건강관리

찬바람이 쌩쌩 꼭꼭 여민 옷깃 사이를 뚫고 들어오는 한겨울에는 실내에서 생활하는 시간이 많아지면서 활동량이 부족해지고 환기가 부족한 건조한 실내에서 생활하면서 여러 가지 건강상의 문제를 일으킬 수 있다.

건강관리를 잘 하느냐 못 하느냐의 관건은 겨울철을 어떻게 보내느냐에 달려있다고 해도 과언은 아니다.

충분한 수분섭취로 건강을 지키자

겨울철에는 활동량이 줄어들고 더운 여름과 달리 갈증을 잘 느끼지 못해 충분한 수분섭취를 하지 못하는 경우가 많다. 수분섭취가 부족하면 피부가 건조해지고 노폐물 배설이 원활하지 않게 되어 건강에 해를 가져올 수 있다. 더불어 난방으로 인해 실내가 건조해져 호흡기 점막을 마르게 하여 호흡기 질환에 걸리기 쉽다.

하루에 1.5L 이상 충분히 **수분**을 **섭취**해 수분이 부족하지 않도록 해야하며 목이 마르지 않더라도 물을 마시는 습관을 갖는 것이 좋다.

탁한 실내공기, 환기를 하자

추운 날씨로 인해 창문을 열어 환기하는 시간이 줄어들어 실내공기가 탁해지고 실내 활동이 많아지면서 밀폐된 공간에서 각종 오염물질과 미세먼지, 바이러스 등에 노출되기 쉽다. 적어도 하루에 3회, 10분 이상 환기해 주는 것이 좋으며 이른 시간보다는 오전 10시경이나 일조량과 채광양이 많은 낮 시간이 적당하다.

규칙적인 운동으로 튼튼하게

겨울은 기온이 떨어지고 낮 길이가 짧아져 운동하기 쉽지 않다. 운동이 부족하면 면역력이 떨어지고 질병에 걸리기 쉬워진다. 이럴 때 일수록 규칙적인 운동을 통해 건강을 지켜야 한다. 겨울철에는 근육과 관절이 경직되고 혈관이 수축되어 있기 때문에 10분 정도 준비운동이 필요하다. 날

씨가 추워지면 근육 떨림 현상이 발생해 운동 시 체력소모가 증가하므로 겨울철에는 운동량을 줄이는 것이 좋다.

겨울 추위를 이기는 제철 음식

매서운 바람이 몰아치는 겨울을 건강하게 보내려면 신진대사를 높이는 음식들을 골고루 섭취해야 한다. 집 안에만 있으면 활동량이 줄어 비만이 되기 쉬우므로 칼로리는 낮지만 단백질, 탄수화물, 지방, 무기질, 비타민이 충분히 함유된 식품을 골고루 먹는 것이 좋다.

본격적으로 시작되는 추위는 고단백, 고열량 음식으로도 이겨낼 수 있다. 대구, 가자미, 명태, 굴 등 해산물과 쇠고기, 닭고기, 돼지고기 등은 훌륭한 겨울철 단백질 공급원이다.

겨울 과일인 귤은 비타민C를 공급해준다. 김, 미역, 파래 등 겨울이 제철인 해조류는 맛이 좋고 미네랄과 식이섬유가 풍부하다.

개인위생을 철저히 하자

감기 바이러스는 사람의 호흡기를 통해 전염되는데 겨울철 호흡기질환을 예방하기 위해서는 개인위생 관리가 중요하다. 손은 많은 병균을 옮기기 때문에 환절기 뿐 아니라 외출 전후에는 항상 청결하게 씻어야 한다. 손을 씻을 때는 물로만 씻지 말고 비누나 손 세정제로 충분히 거품을 내어 손가락 사이, 손등, 손톱 아래, 팔목까지 꼼꼼하게 닦는 것이 좋다.

춥다고 운동도 동면하면 몸짱
"2주일만 쉬어도 근육 빠져요"

진정한 몸짱들은 겨울을 통해서 몸만들기에 들어간다.

추운 겨울에는 야외운동을 하기 어렵고 신체활동이 줄면서 근력이 약해지기 마련이다. 그런데 우리 몸의 근력은 운동을 쉬게 되면 생각보다 빠르게 약해지고 원래로 회복시키기 어렵다. 또한 근육이 약해지면 주위 뼈와 관절을 지탱해주지 못해 무릎이나 허리 통증도 심해진다. 겨울철에도 운동을 쉬면 안 되는 이유인 동시에 더욱 열심히 해야 하는 이유다.

겨울철에도 **일주일에 3~4회 근력운동**을 하는 것이 좋은데 부상을 예방하기 위해서는 **•준비운동과 마무리 운동 •정확한 동작 •적당한 무게 •충분한 휴식** 등 네 가지 원칙을 지켜야 한다.

▌젊은 남성도 2주일만 운동 쉬어도 근력 1/3 소실

겨울철에는 근육과 관절이 뻣뻣하게 경직된 데다가 추운 날 야외에서 운동을 하면 부상을 당할 위험이 높다. 무리해서 야외에서 운동하는 것보다 **실내**에서 **근력운동**을 하는 것이 안전하고 효과적이다.

무엇보다도 춥다고 운동을 아예 하지 않으면 근력이 약해진다. 근력이 약해지면 무릎이나 허리통증이 악화되고 가벼운 낙상도 큰 부상을 당할 수 있다. 날이 풀린 뒤 등산이나 걷기를 할 때도 체력적으로 부담을 느끼기도 한다. 특히 근력은 운동을 조금만 쉬어도 빠르게 약해지며 회복하기 위해서는 생각보다 많은 시간과 노력이 필요함을 유념해야 한다.

한 연구결과에 따르면 2주 동안 신체활동(운동)을 하지 않았을 경우 근력이 25~30% 소실된다. 연구진이 남성 30여 명을 대상으로 2주 동안 한쪽 다리에 교정기를 차고 있게 해 거동을 불편하게 한 뒤 근육량을 비교해 얻은 결과다. 이 기간 동안 젊은 남성은 다리 근육량이 평균 485g, 나이든 남성은 평균 250g 줄었다. 젊은 남성은 원래 근육량에서 3분의1, 나이든 남성은 4분의1이 감소했다. 더 큰 문제는 교정기를 푼 뒤 한참이 지나도록 원래의 근력을 회복하지 못했다는 점이다. 이들은 자전거를 주 3~4회씩 6주간 타는 근력운동을 했지만 원래의 근육량으로 되돌리지 못했다. 이 연구결과는 근육은 소실되기는 쉽고 만들기는 어렵다는 것을 보여준다. 연구에서는 젊은 층의 근육 손실량이 컸지만 노인들의 근력이 약해졌을 때 낙상이나 걷기능력 저하와 같은 건강상의 문제가 더 크게 나타날 수 있다.

스쿼트로 허벅지 근력 발달시키면 무릎통증 감소

겨울에도 실내에서 일주일에 3~4회 꾸준히 근력운동을 하는 것이 좋다. 좁은 공간에서 쉽게 할 수 있는 대표적인 하체 근력운동은 스쿼트와 런지다.

초기 무릎관절염 환자도 이 운동을 꾸준히 하면 허벅지 근육이 발달해 관절통증 완화에 도움이 된다. 스쿼트의 기본동작은 어깨너비로 발을 벌리고 서서 발끝이 약간 바깥쪽을 향하도록 한 뒤, 무릎이 발끝보다 앞으로 나오지 않도록 하면서 허벅지와 수평이 될 때까지 앉았다 일어서는 것이다. 엉덩이가 무릎보다 아래로 내려가면 무릎에 손상이 올 수 있으므로 주의한다. 런지는 발을 엉덩이 너비로 벌린 다음 한발을 앞으로 옮겨 무릎을 구부렸다 일어서는 자세를 취한다.

런지는 무릎은 90도까지 굽히되 뒤에 놓인 다리의 무릎이 바닥에 닿지는 않아야 한다. 동작이 익숙해진 뒤 양 손에 아령을 들고 하면 더 효과적이다.

상체근력은 아령이나 덤벨, 바벨 등을 활용해 발달시킬 수 있다. 요즘 인터넷 사용으로 PC와 스마트폰을 오래 사용하면서 어깨와 뒷목 등에 통증을 느끼는 사람이 많은데 상체 근력운동을 적당히 하면 이러한 통증이 줄어드는 효과도 얻을 수 있다. 어깨근육인 삼각근은 바벨이나 덤벨을 머리 위로 미는 프레스나 팔을 편 상태에서 덤벨을 드는 레이즈 두 가지 움직임을 통해 자극할 수 있다.

가슴근육은 근육이 여러 개로 나눠지지 않아 벤치에 누워 바벨을 드는 벤치프레스와 팔굽혀 펴기 만으로도 쉽게 발달시킬 수 있다.

등근육인 승모근은 바벨이나 덤벨을 들고 어깨를 가능한 높게 으쓱거리는 운동으로 발달시킬 수 있다.

위팔 근육은 팔꿈치는 옆구리에 고정시키고 바벨이나 덤벨을 배꼽에서 가슴 높이로 들어 올리는 운동, 팔 간격을 좁게 한 벤치프레스 등으로 발달시킨다.

▌우리 몸의 신비

사람은 살아가면서 자신의 몸에 대해서 얼마나 알고 관심을 기울일까? 그냥 태어나서 열심히 살다가 보면 내 몸이 어떠한 구조로 이뤄져 있고 어느 장기가 어떤 기능을 하는지 알지 못하며 지내는 경우가 대부분이다. 이번 기회에 내 몸에 대해 관심을 가져보는 것도 좋을 것 같다.

• 피가 몸을 완전히 한 바퀴 도는 데에는 46초가 걸린다.

• 혀에 침이 묻어 있지 않으면 맛을 알 수 없고 코에 물기가 없으면 냄새를 맡을 수 없다.

• 갓난아기는 305개의 뼈를 갖고 태어나는데 커 가면서 여러 개가 합쳐져서 206개 정도로 줄어든다.

• 두개의 콧구멍은 3~4시간마다 그 활동을 교대한다. 한쪽 콧구멍이 냄새를 맡는 동안 다른 하나는 쉰다(콧구멍이 하나일 경우 콧구멍 팔 때 숨이 막혀 죽을까봐 조물주가 두 개로 해놓았다는 것도 일리

가 있는 말이다).

- 뇌는 몸무게의 2%밖에 차지하지 않지만 뇌가 사용하는 산소의 양은 전체 사용량의 20%이다. 뇌는 우리가 섭취한 음식물의 20%를 소모하고 전체 피의 15%를 사용한다.

- 피부는 끊임없이 벗겨지고 4주마다 완전히 새 피부로 바뀐다. 우리는 부모님이 물려주신 이 천연의 완전방수의 가죽옷을 한 달에 한 번씩 갈아입는 것이 된다.
- 한사람이 평생 동안 벗어버리는 피부의 무게는 48kg정도로 1천 번 정도를 새로 갈아입는다.

- 우리의 키는 저녁때보다 아침때의 키가 0.8cm 정도 크다. 낮 동안 우리가 서 있거나 앉아있을 때 척추에 있는 물렁한 디스크 뼈가 몸무게로 인해 납작해지기 때문이다. 밤에는 다시 늘어난다.

- 우리의 발은 저녁때 가장 커진다. 하루 종일 걸어 다니다 보면 모르는 새 발이 붓기 때문이다. 신발을 사려면 저녁때 사는 것이 좋다는 말은 여기서 나온 것이다.

- 인간의 혈관을 한 줄로 이으면 11만2천km로서 지구를 두 번 반이나 감을 수 있다.

- 인간의 뇌는 고통을 느끼지 못한다. 가끔 머리가 아픈 것은 뇌를 싸고 있는 근육에서 오는 것이다.

- 남자의 몸은 60%가, 여자의 몸은 54%가 물로 돼 있기 때문에 대개 여자가 남자보다 술에 빨리 취한다.

- 아이들은 깨어 있을 때보다 잘 때 더 많이 자란다. 성장기에 잠을 많이 자야 한다는 것도 같은 이유다.

- 지문이 같을 가능성은 64억 대 1이다. 그러므로 이 세상 사람들의 지문은 모두 다르다.

- 한 단어를 말하는데 650개의 근육 중 72개가 움직여야 한다.

- 남자는 모든 것의 무게가 여자보다 많이 나간다. 하지만 단 하나 예외가 있다. 여자가 지방을 더 많이 가지고 있다는 점이다. 이것이 여자를 아름답게 만든다.

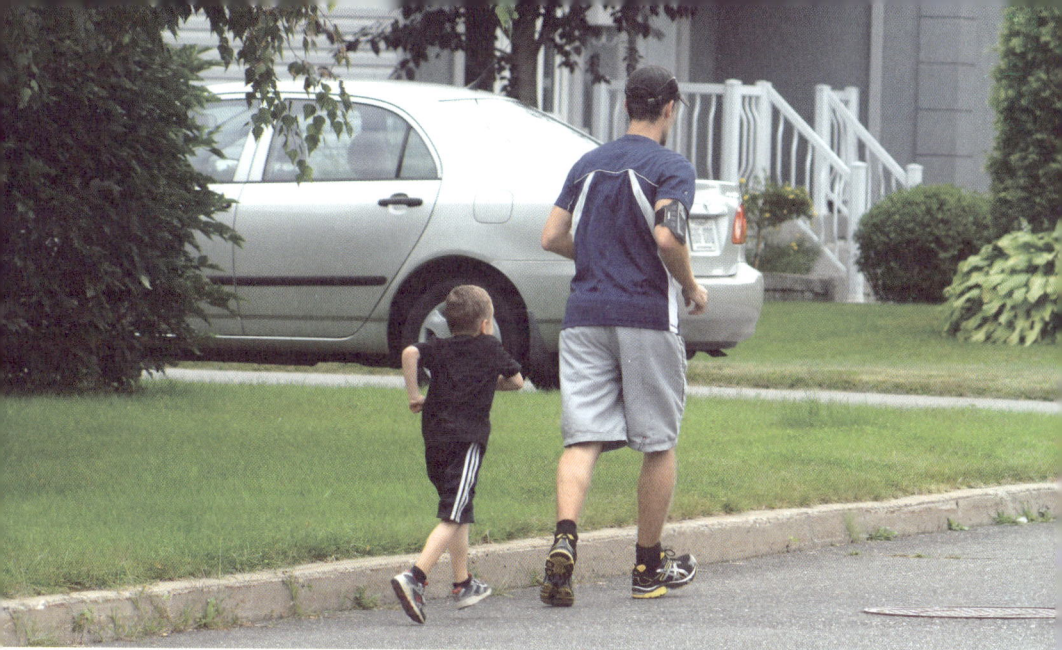

청소년기에 근력운동이 필요한 이유

'체력이 곧 국력이다'라는 말이 있다. 이 체력은 크게 신체적 요소와 정신적 요소로 나누어지며 각 요소도 행동체력과 방위체력으로 나눌 수 있다. 이 중에서 체력의 신체적 요소 중 행동체력에 대해서만 알아보기로 하겠다.

우리의 행동체력은 몇 가지로 분류할 수 있는데 먼저 근육에 의해 길러지는 근력(muscle strength)과 근지구력(muscle endurance) 및 순발력(power)이 있다. 또 신경의 지배에 의해 길러지는 민첩성(agility), 평형성(balance) 등이 있으며 관절의 가동범위에 의해 결정되는 유연성(flexbility)이 있다. 그리고 심장 및 폐의 기능에 의해 주로 좌우되는 전신지구력

(endurance)이 있다.

근력은 17세부터 잘 발달되지만 신경지배에 의한 민첩성과 평형성 등은 10세경에 이미 성인의 100%에 가까울 정도로 발달된다. 10대 체조선수들이 세계정상을 차지하는 것도 이 때문이다. 그러나 근력이 필요한 역도나 레슬링 등의 운동종목에 대한 훈련은 어릴 때부터 시켜야 된다는 생각으로 체조선수와 같이 10세 이전부터 훈련을 시키는 것은 바람직하지 않다. 또한 심폐기능은 20대 이후부터 그 기능을 최대한 발휘할 수 있는 것이다.

이와 같이 체력에는 여러 가지 요소가 있으며 이들 체력은 운동의 특성에 따라 달리 발달되고 이들 체력의 요소들이 발달되는 적당한 연령이 있음을 알 수 있다. 이상의 체력 중에 대부분은 남성이 여성보다 더 우수하나 유연성만은 여성이 더 우수하다.

그러면 아직 성장기에 있는 수험생들이 체력을 향상시키기 위해서는 어떠한 운동을 해야 하는 것일까? **수험생**들이 제일 먼저 해야 할 운동은 **근력운동**이다. 청소년 시기에 근육발달이 왕성해지는데 이때 근력운동을 충분히 해서 근력을 향상시켜 놓아야만 힘든 시험공부에서 오는 스트레스나 피로감을 이길 수 있다. 또한 청소년기 때 향상시켜 놓은 근력은 평생을 두고 건강에 영향을 미치므로 중요한 의미를 갖게 되는 것이다. 근력을 향상시키기 위해서는 중량운동이 제일 좋다.

중량운동이란 헬스클럽에서 무거운 역기 등 운동기구를 이용해 근육을 수축 및 이완하는 운동으로 가장 효과적인 근력증진을 위한 운동 강도는 5~7회 반복할 수 있는 무거운 무게를 사용하고 한 번의 훈련에서 3세트의 운동을 일주일에 3일 정도 하는 것이 좋다. 그러나 운동을 처음으로 시작하는 학생들이 너무나 무거운 무게로 운동을 하게 되면 근육에 통증을 유발하며 상해를 입기 쉬우므로 12~17회 반복할 수 있는 무게로 실시하는 것이 좋다.

중량운동 한 가지만 가지고 수험생들이 향상시켜야 할 체력운동을 다 마쳤다고 생각하는 것은 잘못된 생각이다. 청소년들이 성장기 때에 누구나 해야 할 운동은 **올라운드 트레이닝**(all round training)이다. 올라운드 트레이닝이란 어떤 한 가지 운동만을 의미하는 것이 아니라 근력이나, 근지구력, 순발력, 심폐지구력 등 체력의 각 요소들을 고르게 발달시키는 훈련법을 말한다. 수험생들의 체력을 고르게 향상시키기 위해 추천할 수 있는 운동은 **회로중량훈련**(circuit weight training)이다. 이 회로중량훈련법을 소개하면 다음과 같다.

우선 헬스클럽에서 운동한다고 가정했을 때 여러 가지 중량운동을 하는 헬스기구들을 6~15개 정도 나열해 놓고 각 운동종목당 운동의 강도는 자기가 들어 올릴 수 있는 최대 무게의 40~50%로 설정한다.

다음으로 한 운동 종목당 30초 내에 가능한 한 운동 횟수를 최다 반복하고 각 운동종목 간 휴식시간은 15~20초 정도로 짧게 한 다음 다른 운동종목으로 옮겨가서 운동을 다시 시작하는 것이다.

전제 운동시간은 30분 정도가 좋으며 보통 1주일에 3~5일 정도 6주 이상 운동을 하게 되면 수험생들이 기본적으로 갖추어야할 체력의 각 요소들이 고르게 발달하게 된다. 물론 체력이 향상됐다고 운동을 중단하면 체력은 떨어지게 되며 운동을 시작하기 전에 충분한 준비운동을 실시하고 운동을 마치고 나서 정리운동을 해야 하는 것은 당연한 일이다.

수험생 중에 운동부족과 영양과잉, 스트레스 등으로 성인들에서나 볼 수 있는 성인병에 걸린 학생들을 종종 볼 수 있다. 이러한 학생들은 위에서 언급한 중량운동이나 회로중량운동들은 맞지 않으며 운동을 시작하기 전에 건강진단과 운동능력검사를 받고 자기의 건강정도에 따른 운동처방에 의해서 운동을 실시하는 것이 바람직한 방법이다. 〈도움말=최건식 박사〉

다이어트 하지 말까?…굶는 다이어트에 길들여진 20~30대는 안 돼

하지만 다이어트를 하지 말아야 하는 사람도 있다. 바로 다이어트에 가장 열중하는 20~30대 젊은 여성이다. 이 시기 여성들은 대부분 무작정 굶거나 식사량을 줄이는 다이어트 또는 한 가지 음식만 먹는 다이어트를 시도하기도 한다. 이는 단시간에 많은 체중을 줄이는 가장 쉬운 방법일수 있다. 그렇지만 운동을 하지 않고서 무턱대고 식사량을 줄이는 만큼부작용도 심각하다. 뼈의 노화를 가속화 시켜 골다공증 및 요통을 초래한다.

골다공증은 뼈의 양이 감소되어 뼈에 구멍이 생기면서 작은 충격에도쉽게 골절을 일으키는 질환이다. 이러한 골다공증은 대부분 노화에 의해발병했지만 최근 무리한 다이어트 등으로 젊은 층에서도 급증하고 있는추세다. 다이어트로 인해 칼슘 등의 영양소가 뼈에 제대로 공급되지 않아골밀도가 약화되면서 골다공증이 나타나는 것이다.

특히 단백질만 섭취하는 소위 '황제다이어트' 등의 경우 고단백 식이가칼슘의 흡수를 방해하고 다량의 칼슘을 소변을 통해 배출시켜 골다공증을 더욱 악화시키는 원인이 된다. 영양밸런스를 고려하지 않은 다이어트식이나 건강보조식품 등도 칼슘섭취가 부족하기는 마찬가지다.

식사량을 줄이는 다이어트는 요통의 원인으로도 작용한다. 식사량 감소로 인한 체중감량은 대부분 수분이나 근육이 빠지면서 체중이 줄어드는 것이다. 평소 근력강화를 위한 운동을 거의 하지 않은 상태에서 다이어트로 체중이 줄어들게 되면 척추를 지지하는 근육의 양이 줄고 허리와목의 디스크를 지지해주는 주변 인대와 근육의 힘도 약해진다. 이로 인해허리를 제대로 지지하지 못하고 디스크에 무리한 힘이 가해지면서 요통이발생하게 된다.

특히 출산 후 무리한 다이어트는 척추노화를 더욱 가속화 시킨다. 임신 중 호르몬의 영향으로 허리주위 조직들이 느슨해지고 허리를 지탱하는 힘줄이 늘어지는 등 허리구조물 자체가 약해지기도 한다. 출산하는 과정에서도 허리주변 뼈마디와 근육이 이완된다. 이러한 상태에서 출산 후 충분한 영양섭취와 근력을 키워주는 운동 없이 무리하게 다이어트를 하면 척추가 쉽게 노화된다.

따라서 무조건 굶는 다이어트를 하는 20~30대의 젊은 층이라면 오히려 다이어트를 하지 않는 편이 건강에 도움이 된다고 할 수 있다. 뼈 성장이 가장 중요한 시기인 10대도 마찬가지다.

다이어트 할까?…복부비만과 요통으로 고생하고 있는 중년이라면 반드시 필요하다

요즘 몸짱 열풍과 함께 1년 365일 '살과의 전쟁'을 벌이는 젊은이들이 적지 않다. 20~30대 미혼 여성이라면 누구나 한번쯤은 다이어트를 해 보았을 정도다. 그러나 실제로 다이어트에 가장 신경을 써야할 사람들은 40~50대 중년층이다. 비만 특히 복부비만인 경우라면 더욱 그렇다.

비만은 고혈압, 당뇨, 고지혈증, 심장질환 등 각종 성인병을 초래하게 된다. 성인병만이 문제가 아니다. 몸무게가 늘어날수록 척추와 관절에 걸리는 부하가 커 요통이나 관절염에 걸릴 수 있다.

우리 몸은 나이가 들어감에 따라 체내 신진대사가 점점 느려진다. 30대 이후로는 근육과 기초대사량이 줄어들어 20대 때와 비슷한 양의 음식을 먹어도 쉽게 살이 찌게 된다. 사용되지 않고 남은 열량 특히 저녁 때 섭취한 음식과 술 등은 지방으로 바뀌어 체내에 고스란히 아낌없이 저장된다.

때문에 중년에는 나잇살이라고 하는 비만이 되기 쉽다. 특히 복부비만에 주의해야 한다. 중년남성의 경우 체내에 축적된 지방이 남성호르몬에 의해 복부 쪽으로 모여 복부비만이 되기 쉽다.

중년여성도 40대 후반부터 찾아오는 폐경 후 여성호르몬의 분비가 줄고 남성호르몬이 증가해 배 부위에 지방이 본격적으로 축적되기 시작한다. 하지만 비만이 되면 **만성요통**으로 고생할 가능성이 높아진다. 척추는 체중의 60%를 지탱하는데 몸무게가 많이 나가면 나갈수록 척추의 부담은 증가한다. 여기에 비만한 사람은 대개 근육보다는 지방이 많고 근력도 떨어진다. 때문에 근육이 척추를 지지해주는 기능마저 약해 디스크의 부담은 더욱 가중된다. 게다가 복부비만인 경우는 더욱 심각하다.

나온 배를 떠받치려고 상체를 뒤로 젖히게 되면서 허리의 굴곡이 심해진다. 복부비만인 사람의 척추는 무거운 체중에 짓눌리는데다 허리의 자세마저 좋지 않게 되는 이중고를 겪는 셈이다. 따라서 만성요통으로 고생하는 중년 중 자신이 비만체질이라고 판단되면 다이어트부터 하는 것이 좋다.

관절염도 조심해야 한다. 관절염이 나이가 많은 어르신들에게서만 발병하는 것이 아니다. 중년이 되면 우리 몸의 뼈를 구성하던 칼슘이 빠져나가기 시작한다. 뼈가 약화되어 관절에 무리가 가고 노화가 시작되는 것이다. 이때 비만은 약해진 관절에 더욱 많은 물리적인 힘을 가중시켜 관절의 파괴속도를 가속화한다. 체중 1kg이 증가하면 무릎관절이 받는 부담은 실제 7kg정도다. 때문에 **퇴행성관절염을 예방하기 위해서라도 중년의 다이어트는 필수다.**

중년 여성의 경우 **폐경**으로 난소에서 생산되는 호르몬인 에스트로겐과 프로제스테론 분비가 중단되면 체중이 증가하게 된다. 폐경을 맞은 중년 여성의 경우 비만으로 인해 퇴행성관절염에 걸릴 가능성이 더욱 높아지므로 특히 다이어트에 신경을 써야 하는 이유다.

이젠 '웰빙'이 아니라 '웰다잉'을 생각할 때다
웰다잉을 위해서는 운동을 통한 체중관리가 필수

최근 적당히 살이 있는 사람이 더 오랜 산다는 연구결과가 나와 뚱뚱한(?) 사람들이 쾌재를 부르고 있다. 하지만 중요한 것은 지나치게 마른 사람에 비해 살이 좀 있는 사람이 오래 산다는 것이지 뚱뚱한 사람이 반드시 오래 산다는 것이 아니라는 점이다. 또 뚱뚱한 사람이 직장생활이나 사회생활을 하면서 겪는 불편을 생각하면 체중을 관리하는 것이 훨씬 도움이 되고 편리하다는 데는 이의를 제기할 사람이 없을 것이다.

학력과 학점 그리고 토익점수 등 스펙이 경쟁력이지만 건강미를 자랑하는 균형 잡힌 몸매 역시 사회생활에 있어서 훌륭한 무기(?)가 될 수 있다. 그래서 요즘은 남녀를 막론하고 헬스클럽이나 피트니스센터를 찾아가 몸을 만들고 건강을 위해 요가나 필라테스 등을 하는 젊은이들이 부쩍 늘어나고 있다.

이러한 가운데 최근에는 노인들에게서만 발병하는 것으로 알려진 관절염이 30대 젊은이들에게도 발생하고 있어서 주의가 요구된다. 과거에는 고령층에서 나타나는 퇴행성관절염이 대부분이었으나 이젠 더 이상 노인들만의 문제가 아니라는 것이다. 최근 들어서 노인병으로 여겼던 '무릎관절염'의 치료를 위해 병원을 찾는 20~40대 환자가 크게 늘고 있는 것으로 나타났다. 국민건강보험공단에 따르면 지난 2015년 국내 퇴행성관절염 환자의 수는 243만 명으로 조사됐고 이 가운데 40대 이하 환자가 무려 26만 명에 달한 것으로 나타났다. 10명 가운데 1명은 40대 이하의 젊은 환자인 셈이다. 이는 퇴행성관절염이 노화뿐만 아니라 비만, 운동부족, 과도한 다이어트 등을 원인으로 하고 있기 때문에 나타난 결과로 보인다.

체중이 늘어나면 관절이 부담하는 하중도 함께 늘어난다. 이때 퇴행성관절염이 생기기 쉽다. 이쯤 되면 살이 조금 있는 사람이 더 오래 산다는 연구결과를 환영하기만 할 일을 아닐 것이다.

또 운동이 부족하거나 무리한 다이어트로 무릎근육이 약해져도 무릎에 가해지는 하중이 커질 수 있다. 무릎을 굽히거나 쪼그려 앉는 자세는 관절이 구부러지는 각도를 크게 해서 관절에 부담을 주고 연골을 쉽게 마모시키도 한다. 연골은 뼈와 뼈 사이에 위치해 관절에 전해지는 충격을 완화해 주는 역할을 하는데 한 번 손상되면 자연적으로 회복되지 않는다. 연골과 연골판은 콜라겐과 칼슘의 혼합물로 생성되며 지속적인 자극으로 닳아 없어질 뿐 아니라 갑작스러운 충격에 찢어질 수 있다.

최근 40대 이하 젊은 층에서 많이 발생하는 관절염 증상 중 하나는 '반월상연골판 파열'이다. 반월상연골판은 무릎 내외 측에 1개씩 있는 것으로 무릎이 받는 충격을 흡수한다.

흔히 등산·스키·축구를 하다가 파열된다. 평소에는 별다른 증상이 나타나지 않다가 양반다리를 하거나 무릎을 구부릴 때 통증이 심해진다. 통증이 심하면 관절내시경을 이용해 찢어진 부위를 꿰매거나 손상된 부위를 제거한다. 그런데 반월상연골판을 20~30% 정도만 제거해도 무릎연골이 받는 하중이 3.5배 높아져 연골이 빨리 닳는데 80% 이상 제거하면 젊은 사람도 퇴행성관절염이 나타난다.

20대 퇴행성관절염 증가는 남성보다 **여성**들에게서 많이 나타난다. 다이어트를 위해 다양한 운동을 적극적으로 시도하는 여성들이 많아진 것이 원인이다. 퇴행성관절염 증상이 심해지면 반드시 치료가 필요하다. 치료시기를 놓치면 연골이 완전히 손실돼 관절의 모양에 변형이 생겨 다리가 휘거나 걸음걸이마저 달라질 수 있다. 따라서 가만히 있어도 관절통증이 지속된다면 전문의와의 상담 후에 정밀검사를 통해 치료를 받아야 한다.

모든 질환이 다 그러하듯이 수술하지 않고 운동으로 치료하는 경우도 많다. 격한 운동으로 무릎이 손상됐다고 운동을 그만두면 안 된다. 본인에게 맞는 적절한 운동을 찾아 하는 것이 관절염 치료와 관리에 도움이 된다. 운동을 하면 관절을 보호하는 근육과 인대가 강화되어 움직일 때

마다 전달되는 충격을 흡수할 수 있다. 반면에 운동을 하지 않으면 오히려 약한 관절에 충격이나 체중부담이 커지면서 관절이 빨리 손상될 수밖에 없다.

운동을 하면 관절이 유연해져 관절의 운동범위도 커진다. 운동을 꾸준히 할수록 그만큼 관절통증도 줄어든다. **관절건강**을 위해서는 체중이 많이 실리고 무리를 주는 운동보다 **스트레칭, 맨손체조, 자전거타기, 수영** 등 관절에 무리가 가지 않으면서 유연성과 근력을 키울 수 있는 가벼운 운동이 효과적이다. 관절염환자는 장시간 달리기나 줄넘기, 축구, 농구, 배구, 고강도의 에어로빅은 피하는 것이 좋다. 또한 경사가 가파른 코스를 등산하거나 테니스, 배드민턴, 달리기도 자제하는 것이 좋다.

젊은 층의 관절염 증가를 막기 위해서는 **양반다리**로 오랜 시간 앉는 것을 피해야 한다. 양반다리는 무릎관절을 과도하게 굽혀 관절주변의 인대와 근육을 지나치게 긴장하게 한다. 여성의 경우는 **무릎을 꿇고 앉는 자세**에 특히 주의해야 한다.

살이 적당히 있는 사람이 더 오래 산다는 연구결과가 나왔다고 마냥 반가워 하지만 말고 건강하게 노년을 보내기 위해서 꾸준히 운동을 하는 습관이 중요다. 뚱뚱한 몸으로 오래 살 것인지 멋있는 균형 잡힌 몸으로 오래 살 것인지는 선택에 달려있다.

▌죽을 때까지 운동하며 살기

흔히들 요즘을 100세 시대라고 한다. 사람은 누구나 질병에 걸리지 않을 경우 100세까지 살 수 있다는 것이다. 그런데 최근 50대 이상 중장년층의 건강을 위협하는 **로코모티브 신드롬**(Locomotive Syndrome)이 큰 관심을 끌고 있다고 한다. **운동기능저하증후군**을 말하는 로코모티브 신드롬은 몸을 움직이기 위해 꼭 필요한 뼈, 관절, 근육, 힘줄, 인대, 신경 등의 운동기관이 쇠약해져서 일어서거나 걷는 등 기본적인 동작마저 원활하지 못한 상태를 말한다. 다시 말하면 **팔과 다리 등 사지가 약해진 상태**를 의미한다. 대표적인 성인병 대사증후군(Metabolic Syndrome)이 건강하지 못한 몸 상태를 말한다면 로코모티브 증후군은 부자유스러운 몸 상태를 말하는 것이다.

전문가들에 따르면 우리 몸의 뼈는 20~40세에 그 양이 정점을 달하다가 이후 노화와 함께 서서히 줄어들기 시작하지만 관리만 잘하면 100년 이상을 거뜬히 쓸 수 있다고 한다. 또 **뼈운동**은 근육운동 보다 훨씬 간단하다고 한다. 근육을 키우려면 반복해서 근섬유를 파열시켜야 하지만 뼈를 강화하려면 손과 발의 뼈에서 시작해 몸의 가장 핵심인 등뼈에 이르기까지 **가벼운 자극**과 **진동** 및 자기 **체중에 맞는 적당한 중력**을 가해주기만 하면 된다. 뼈에는 중력을 감지하는 일종의 센서가 있는데 중력을 받으면 뼈를 녹이는 파골세포보다 뼈를 만드는 조골세포가 활성화 된다.

뼈에 가장 좋은 운동은 **걷기**다. 너무 느슨하거나 과격한 운동은 모두 뼈에 좋지 않기 때문에 약간 땀이 날 정도의 강도로 걷기운동을 하면 좋다. 또 뼈를 튼튼하게 하기 위해서는 음식을 통해 **칼슘**을 **섭취**하고 **햇볕**을 쬐어 비타민D의 부족을 해소하며 식사로 섭취가 부족할 경우 영양제를 섭취하면 된다.

▍나이 들면 폐렴 치명적인 까닭은?

'입원 질병 1위, 사망 원인 6위. 매년 25만~27만 명 입원. 고령층에선 암보다 사망률이 높은 무서운 질병.' 건강장수를 가로막는 이 질병의 이름은 무엇일까? 답은 폐렴이다.

폐렴은 2002년만 해도 사망원인 12위였으나 2012년 6위로 훌쩍 올라섰다. 2002년에는 인구 10만 명 당 폐렴 사망률은 5.6명이었으나 2012년

4배 가까이 늘어 20.5명에 이른다.

폐렴은 세균이나 바이러스, 곰팡이 등 미생물로 인한 감염으로 발생하는 폐의 염증이다. 암환자나 뇌혈관환자도 마지막에 폐렴에 걸려 사망하는 경우가 많다. 만 65세 이상 노인층은 생명까지 위협 받는 무시무시한 병이다.

폐렴환자가 이렇듯 급증한 이유는 뭘까?

전문가들은 "**고령 인구의 증가**와 의약품이 좋아지면서 **만성질환자**의 기대여명이 늘어난 것"을 이유로 꼽았다.

암보다 무서운 폐렴, 왜?

폐렴은 만 5세에서 발병률이 훨씬 높지만 사망률은 낮다. 이에 비해 만 65세 이상 노인은 발병률과 사망률도 모두 높다. **만 65세 이상 노인**은 만성질환과 상관없이 연령만으로 **폐렴 위험군**이다. 대부분 만성실환을 갖고 있으므로 위험도가 높을 수밖에 없다. 건강할 때와 달리 노화가 오면 면역력이 떨어진다. 이때 폐렴균이 신체를 공격해 생명을 위협한다.

연령과 무관하게 당뇨 같은 **만성질환**이 있거나 면역력 억제제를 사용하고 있어도 폐렴의 '경고등'이 커진 셈이다. 그런데도 "폐렴은 약 먹으면 낫는 병이 아니냐?"고 오인하는 이들이 적지 않다.

전문가들은 "며칠 약을 먹으면 열이 나다가도 좋아질 것으로 생각하지만 이는 젊었을 때 이야기"라며 "만 65세 이상 노인들은 폐렴에 걸리면 대개 입원하고 일부는 중환자실에 가고 사망에까지 이르는 위험한 질환이므로 경각심을 가질 필요가 있다"고 말한다. 특히 독감이 유행할 때 폐렴으로 입원하거나 사망하는 이들이 늘어나므로 각별히 주의해야 한다.

폐렴의 원인은 다양하다. 가장 흔한 징후는 감염성 폐렴으로 세균과 바이러스 등 감염성 병원균에 의해 생긴다. 드물게 곰팡이, 기생충 등도 원인이 될 수 있다. 알레르기성 폐렴, 흡인성 폐렴도 있다.

노인과 어린이는 폐의 방어능력이 젊은이들보다 떨어져 있어 폐렴에 잘 걸린다. 노약자나 면역력이 떨어진 사람들이 독감에 걸리면 폐렴에 대한 방어능력이 더 낮아진다.

폐렴을 일으키는 바이러스나 세균 종류가 많아 A균에 걸렸다고 해서 다음에 B균에 아예 안 걸리는 것이 아니다. 균주가 다르다 보니 여러 차례 걸릴 수 있다. 폐렴은 생각만큼 만만한 질병은 아니다.

암보다 무서운 폐렴에 걸리지 않는 노하우, 과연 없을까?

▌폐렴에 걸리지 않는 노하우 6가지

1. 폐렴구균 예방접종을 하라

폐렴구균 백신은 폐렴을 완전히 방어하진 못하지만 심각한 폐렴구균 감염을 줄여주는 효과가 있다. 폐렴구균은 전체 폐렴의 20~40%를 차지하는 폐렴의 가장 흔한 원인균으로 중증감염을 잘 일으킨다.

만 65세 이상 노인은 국가필수예방접종인 폐렴구균 예방접종을 반드시 해야 한다. 현재 보건소에서 만 65세 이상 노인은 폐렴구균 예방접종을 무료로 하고 있다. 폐렴구균 예방백신에는 두 가지가 있다.

1983년부터 사용된 폐렴구균 예방백신은 폐렴구균 세포벽의 주성분인 다당을 이용해서 개발해 다당백신(ppv)이라고 한다. 폐렴구균 세포벽의 다당은 94개 혈청형이 존재한다. 이 모든 혈청형에 대해 항원을 분리하는 것이 어렵기 때문에 주로 질병을 일으키는 23개의 다당을 이용해 백신을 만든다.

'23가 백신'으로 부르는데 면역력은 5년밖에 되지 않는다. TV광고를 해서 낯익은 프리베나13은 폐렴구균의 13개 혈청형이 일으키는 폐렴을 예방하는 백신이다. 이론적으로는 효능이 평생 간다지만 검증이 필요하고 최소 10~20년은 문제없다는 게 의사들의 설명이다.

미국은 현재 만성질환자나 만 65세 이상 노인은 프리베나13을 먼저 맞은 다음 두 달 뒤 23개 혈청형을 예방하는 백신을 맞도록 권장하고 있다.

전문가들은 "미국처럼 우리나라도 만 65세 이상 노인들은 병원에서 프리베나13을 먼저 맞은 후 두 달이 지난 뒤 보건소에서 폐렴구균 예방접종을 한 번 더 맞는 것이 바람직하다. 최소 두 달이 지나야 두 백신의 효과가 나타난다"고 설명한다.

다만 연령과 무관하게 면역억제제를 일반적으로 복용하거나 항암치료 중인 환자, 에이즈 환자, 만성콩팥질환 중 신증후군 환자와 투석을 요하는 신부전증 환자 등 면역저하자는 반드시 두 백신을 모두 맞아야 한다.

만성질환자도 두 백신을 모두 맞으면 좋다. 심장병을 동반한 고혈압이나 협심증, 심근경색, 천식, 만성폐쇄성질환, 간경화, 간염을 앓는 환자가 만성질환자 범주에 포함된다. 다만 단순 고혈압이나 단순 고지혈증 환자는 만성질환자의 범주에 들어가지 않는다.

2. 독감 예방접종도 함께 해라

만 65세 이상 노인들은 폐렴구균 예방접종과 함께 독감 예방접종도 받아야 한다. 환절기가 되면 면역력은 더욱 떨어진다. 이때 폐렴균이 신체 여러 부위로 침투한다. 연령과 무관하게 면역저하자는 인플루엔자 예방접종도 함께 받아야 한다. 만성질환자도 두 백신 모두 맞는 게 좋다.

3. 면역력을 높여라

면역력은 건강에 비례한다. 평소 영양섭취를 잘하고 운동도 열심히 해서 몸 관리를 잘해야 폐렴이나 독감에 덜 걸리고, 걸린다 해도 가볍게 앓는다.

가급적 사람이 많이 모이는 곳을 피하고 자주 손을 씻는 게 좋다. 비누를 칠한 뒤 최소한 30초 이상 구석구석 문지르며 깨끗이 씻어야 한다. 밤에는 잠을 충분히 잘 자야 몸의 저항력이 높아진다. 창문을 자주 열어 환기하는 것도 좋다.

4. 흡연과 음주를 주의하라

흡연자와 음주자는 폐렴 고위험군이다. 흡연자는 연령과 무관하게 폐렴구균 예방접종을 해야 한다.

미국에서는 일주일에 두세 번 이상 술을 마시거나 식사할 때 반주를 하면 알코올중독으로 본다. 우리나라 문화와는 딴판이다. 우리나라에서 술을 좋아한다는 사람들은 미국 기준으로는 모두가 알코올중독이다. 전부 폐렴 고위험군이다.

5. 감기가 길어지면 폐렴을 의심하라

감기가 오래 가는 이유는 여러 가지다. 보통 사나흘 지나면 증상이 좋아진다. 그런데도 계속 악화되면 단순한 감기가 아니다. 폐렴 가능성을 염두에 두고 병원을 찾아야 한다. 전문가들은 "**발열과 기침이 2~3일 내에 수그러들지 않는다면** 나이와 상관없이 폐렴을 의심하고 병원에 가는 게 좋다"고 당부했다.

만 65세 이상 노인들은 폐렴증상이 모호할 때가 많다. 만성질환자들도 마찬가지다. 열도 잘 나지 않고 기침도 많이 하지 않는데 시름시름 앓고 음식도 잘 못 먹어서 엑스레이를 찍었더니 중증 폐렴인 경우가 있다. 갑자기 **밥을 못 먹거나 활동을 잘 하던 노인이 누워서 처져 있다면** 폐렴일 가능성이 높다. 증상이 별로 없다고 가볍게 판단하면 안 된다.

6. 항생제 오용을 주의하라

항생제를 써도 거의 듣지 않는 일명 '슈퍼 폐렴균'이 등장해 감염관리에 비상이 걸리기도 했다. 항생제 남용과 오용은 각별히 신경 써야 한다.

전문가들은 "폐렴으로 진단되면 최소 5~7일 항생제를 쓰고 중증은 14일까지 사용한다. 그런데 증상이 좋아지니까 사나흘 약 먹다 끊어버리는 이들이 있다"며 "이는 내성균을 키워내는 원인이 된다. 항생제 사용 기간과 용량을 지키는 게 중요하다"고 강조했다.

〈이 자료는 2014년도 '건강다이제스트'에서 발췌.〉

▌고령자 걷기 지침서

현재 국민 10명 중 1명은 노인이다. 그러나 노인인구가 건강보험료의 30%를 사용하고 있어 앞으로 고령인구의 증가는 국가경제에도 큰 부담으로 작용할 것으로 전망되고 있다. 또 한 사람이 65세 이상에서 평생 의료비의 50% 이상을 사용하고 있다. 또 고령자의 건강 상실은 본인은 물론 가족에게도 경제적·시간적·심리적 부담이 되며 불행의 원인이 될 수 있다.

전문가들은 고령자의 건강증진을 위해 가장 손쉽고 효율적인 방법으로 정기적인 운동, 그 중에 '걷기'를 추천하고 있다. 고령자가 고강도 신체활동을 하게 되면 상해의 위험이 높기 때문에 근골격근 및 관절에 충격이 적은 걷기운동이 바람직하다는 것.

이에 발맞춰 (사)한국골든에이지포럼(http://www.goldenageforum.org)과 연세대 보건대학원 국민건강증진연구소가 국내최초로 '고령자 걷기 지침서'를 내놨다. 어르신들의 걷기운동에 대해 꼼꼼히 압축, 정리한 지침서의 내용을 소개한다.

한국골든에이지포럼은 지침서를 통해 "꾸준히 걷기만 해도 심폐기능

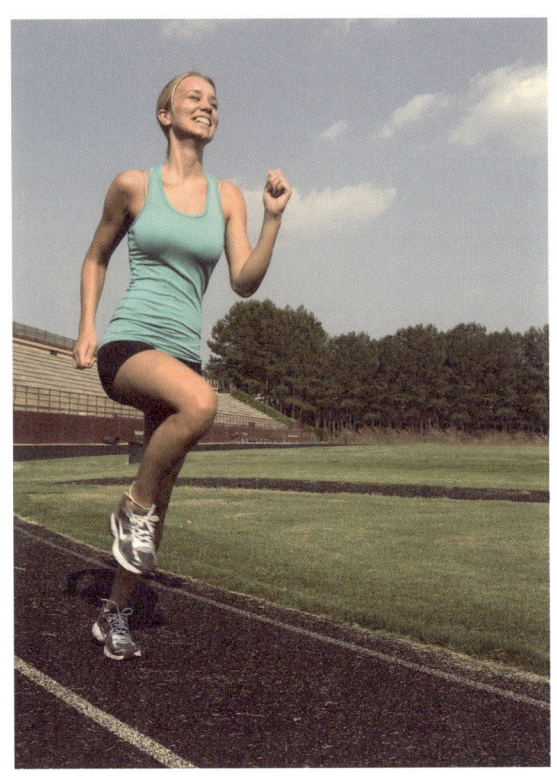

이 향상돼 심혈관질환을 30~40% 감소시키고 당뇨병, 관절염, 낙상사고 등을 예방할 수 있다"며 "또 스트레스도 감소시켜 우울증을 예방하고 면역력을 높임으로써 신체적인 건강뿐만 아니라 정신건강에도 도움을 줘 의료비 절감에도 효과도 크다"고 설명했다.

이와 함께 지침서는 노인들이 올바른 걷기를 위해서 신발을 비롯해 걷는 장소, 걷는 시간대, 걷기의 속도 등을 자세히 파악해야 한다고 지적했다. 특히 연령대와 활동능력 수준에 따라 보행 수와 속도를 달리해야 한다고 이 지침서는 전하고 있다.

연령별 걷기운동은 60대는 1분에 120~100보, 70대는 110~100보, 80대는 100~90보가 적당하다는 권고안을 내놓았다. 1분당 110보를 걸을 때는 평소보다 약간 빠르게 걷는다는 느낌이 드는 정도로, 맥박과 호흡이 약간 빨라지고 땀도 약간 나는 수준을 유지해야 한다.

■ 고령자 걷기 지침서

꾸준히 걷기만 잘해도 '만병통치'

1분당   60대 120보 | 70대 110보 | 80대 100보 적당

연령대·활동능력 수준 따라 보행 수·속도 달리해야

걷는 동안에 노래를 부를 수 있는 정도가 가장 적당한데 만약 숨이 차서 노래를 부르지 못할 정도라면 운동량이 과한 만큼 속도와 양을 조절해야 한다고 지적했다. 이밖에도 발목과 척추에 무리를 주는 팔자(八)형 걸음대신 약간 벌어진 11자형 걷기를 권고했다.

고령자에게 걷기를 권장하는 이유

걷기는 고령자에게 가장 좋은 운동이며 우리 몸의 모든 세포, 조직, 장기의 기능을 최대로 끌어 올리는 필수적인 생활방식이다.

■ **육체적인 건강에 대한 이득**

■ 폐와 심장을 튼튼하게
−산소공급능력 유지 혈압감소 등

■ 심장혈관질환 예방

–콜레스테롤 감소 혈관벽의 신축성 증가

–여성의 관상동맥질환 예방

■ 뼈를 튼튼하게

–당뇨병 발생 위험을 낮추고 치료에 도움

–뼈에서 미네랄의 침착을 도와주고 골대사와 호르몬 분비를 원활하게 해줌

■ 질병위험 감소

–면역 능력 강화

–노화관련 호르몬 조절로 각종 질병 예방

–암, 특히 대장암, 유방암의 발병위험 감소

■ 낙상 예방

–다리 근육, 유연성, 자세안정성, 균형 및 걸음걸이를 증진시켜 낙상사고에 따른 손상 예방

–관절염 발생위험 낮춤

–자연치유 능력 향상

■ 걷기를 위한 준비 및 주의사항

■ 신발

걷기에 편안하고 발에 상처를 내지 않을 수 있도록 마감이 잘된, 가볍고 발목을 감싸주는 신발이어야 한다. 신발 밑창은 어떤 길을 걷더라도 관절의 충격을 흡수해 줄 수 있어야 하며 발목이 접치지 않아야 한다.

■ 걷는 장소

안전사고의 위험이 없는 곳이어야 한다. 집에서 가깝고 대기오염이 적은 곳을 이용한다. 지방자치단체가 마련해 놓은 산책로나 강변 또는 야산의 등산로도 좋은 코스다. 자동차가 많이 다니는 큰길은 피한다.

■ 걷는 시간대

고령자 중에는 온도에 대한 체온조절 반응인 자율신경조절 능력이 떨어지는 경우가 있다. 너무 뜨거운 여름 낮이나 너무 온도가 낮은 시간은 피해야 한다.

■ 만보계

만보계를 이용하면 걷기목표 보행 수에 도달하는데 도움이 되며 걷기를 바르게 하고 있는지 확인할 수 있다.
만보계의 종류는 다양하고 사양에 따라 가격도 다르다. 값이 비싼 것이 좋은 것은 아니다. 보행 수를 정확히 표시하는 간단한 것이 좋다.

■ 걸음형태

팔자(八)형 걸음은 발목과 척추에 무리를 주기 때문에 삼가야한다. 약간 벌어진 11자형 걸음이 좋다.

우리나라 노인의 현실에 맞는 권고 보행목표를 연령별대, 걷기능력 및 건강상태를 상중하로 구분해 정했다. 국내 시범조사, 미국 보건후생성 권장안, 일본의 21세기 국민 건강만들기운동 '건강일본21', 우리나라 4기 국민영양조사 결과 등을 참조했다.

■ 고령자 걷기 권장사항

1. 목표치보다 많이 걸어도 좋지만 너무 과도하게 많이 걷게 되면 고관절 골절 등 건강에 해로울 수 있다.

2. 걷기를 처음 시작하는 경우 의사의 상담을 받아 건강수준에 맞게 시작할 것을 권유한다.

3. 활동수준은 본인의 평소능력을 고려해 결정하면 된다. 걷기를 하는 동안에 능력이 증대되면 목표를 상향조정 하도록 한다.

4. 1분당 110보는 평소보다 약간 빠르게 걷는다는 느낌이 드는 정도로, 맥박과 호흡이 약간 빨라지고 땀도 약간 나며 걷는 동안에 노래를 부를 수 있을 정도의 속도다.

5. 퇴행성관절염, 심장질환, 고혈압, 당뇨병 등 만성질환자의 경우에도 걷기는 좋은 운동이며 걷기목표와 강도에 대해서는 의사와 상담을 통해 적절한 목표를 설정할 것을 권유한다.

매일 걷는 자와 걸을 수 있는 힘이 있는 자가 살아남는 것이다. 걷기를 생활화 하여 죽는 그날까지 건강하게 살 수 있도록 해야 한다.

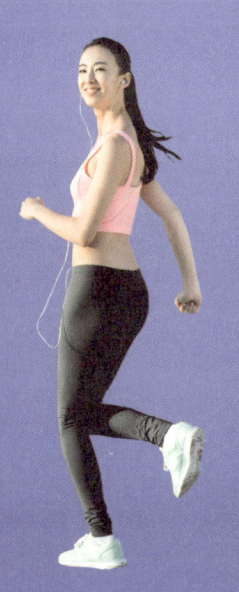

" 헬스와 관련된 명언들

– 신의 한 수 – "

헬스와 관련된 명언들

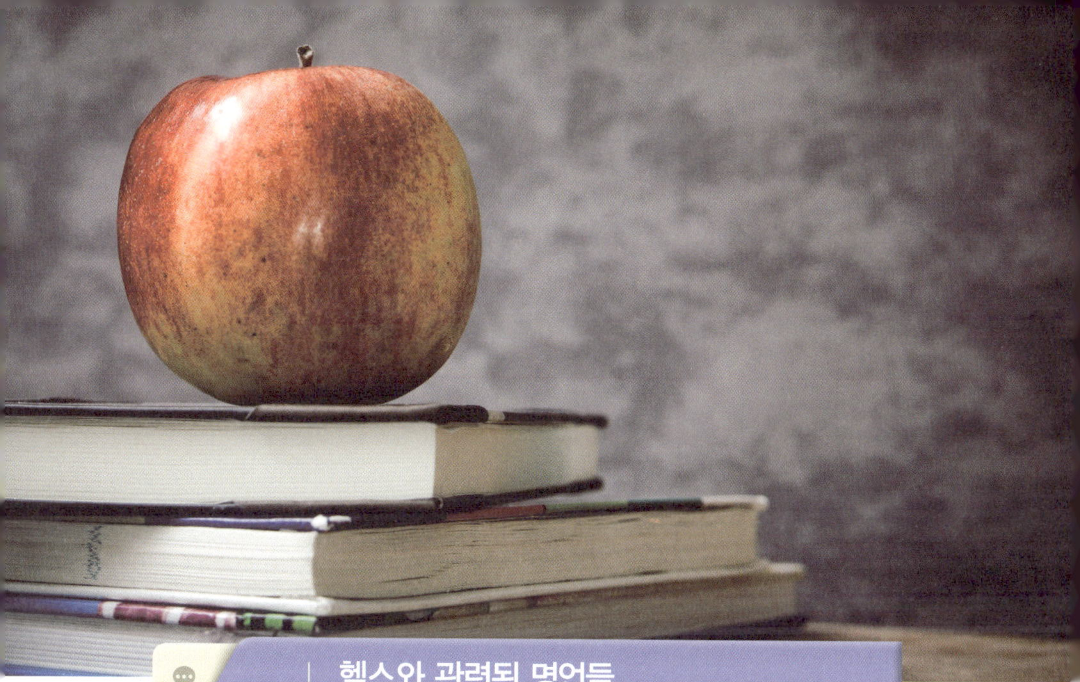

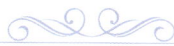

당신이 트레이닝을 해야 하는 이유

- 당신의 시작은 미흡하나 끝은 S라인
- 먹는데 1분, 빼는데 1시간
- 살이 찌는 건 99% 게을러서
- 먹어 봤자 내가 익히 아는 그 맛
- 운동은 입과 머리가 아니라 몸으로
- 먹을 때는 1만원 뺄 때는 100만원
- 멋진 몸매와 비율이 곧 패션

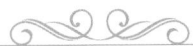

- 모태 솔로도 운동하면 커플 가능

- 지금 내 모습이 남편의 모습, 부인의 모습

- 미남과 미녀는 타고 나는 것이 아니라 만들어지는 것

- 가장 완벽한 성형은 헬스(다이어트)다

- 못 생기고 살찐 돼지로 살 것인지
  못생긴 돼지로 살 것인지는 선택에 달려 있다

- 운동은 습관적으로 해야 한다

- 배 나온 남자가 배 나온 여자 욕할 자격 없고
  갑바 없는 남자가 가슴 작은 여자 흉볼 자격 없다

- 천천히 빠지는 살은 있어도 안 빠지는 살은 없다

- 암 세포는 죽어도 지방 세포는 죽지 않는다

- 여우 같이 되려면 헬스장에서 돼지 같이 땀을 흘려라

- 변해서 온 그대, 엄청난 변화가 시작된다

- 운동을 하다가 중단하면 안 하니만 못하다

- 실패하라 그리고 다시 도전하라

- 실패가 두려워 도전하지 않는다면 아무 것도 할 수 없다

- 승리자들은 그들의 성취를 자신의 목표와 비교하고
  패배자들은 그들의 성취를 다른 사람의 성취와 비교한다

- 몸은 절대 거짓말을 하지 않는다

- 많은 사람들이 아무런 노력도 하지 않고 목표에 도달하기를 원한다
  하지만 노력하지 않고 도달하는 목표란 없다

- 변명 중에서 가장 어리석은 변명은 '시간이 없어서'라는 변명이다

- 학식과 미덕도 건강(몸)이 받쳐주지 않으면 의미가 없다

- 처음엔 당신이 습관을 만들고 나중엔 습관이 당신을 만든다

- 다이어트는 내일부터라고 말 하는 사람은 영원히 할 수 없다

- 인내 없는 열정은 한낮 광기에 불과하다

- 열정이 없이 사느니 차라리 죽는 게 낫다

- 말만 하고 행동하지 않는 사람은 잡초로 가득한 정원과도 같다

- 중요한 것은 어느 나이에 시작했느냐가 아니라
  시작한 일을 끝까지 했느냐이다

- 생각대로 살지 않으면 사는 대로 생각하게 된다

- 멈추지 말고 한가지에만 매진하라 그것이 성공의 비결이다

- 몸만들기라는 마라톤에서 성공하려면 많은 것을 포기해야만 한다

- 타인의 시선에서 자유로워져라
  남의 시선에 신경 쓰지 않는 사람이 성공할 수 있다

- 먹고 싶으면 먹을 수 있을 만큼 살을 빼라

- 넘어지지 않고 달리는 사람에게 사람들은 박수를 보내지 않는다
  넘어졌다 일어나 다시 달리는 사람에게 사람들은 박수를 보낸다

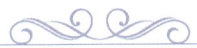

- 자신감의 비결 가운데 하나는 실패를 두려워하지 않는 것이다

- 용기란 자신이 두려워하는 것을 하는 것이다

- 꿈을 갖고 열심히 일하고 운동하는 사람은 아름답다

- 습관을 정복하는 사람이 정상에 오른다

- 작은 운동부터 실천하라

- 건강하고 멋진 몸을 위해서 운동하는 것보다 나은 삶은 없다

- 서두르지 말되 절대로 멈추지 마라

- 운동은 피곤하지 않을 때 하는 것이 아니라
  피곤해지지 않기 위해서 하는 것이다

- 명의가 최후에 남긴 말

  여러분 이제 저보다 훨씬 훌륭한 세 명의 의사를 소개하겠습니다.
  세 명의 의사는 **음식**(Food)과 **수면**(Sleeping) 그리고 **운동**
  (Exercise)입니다.
  음식은 위(밥통)의 75%만 채우고 절대로 과식하지 마십시오.
  수면은 밤 23시 이전에 잠을 자고 아침 6시 이전에 일어나십시오.
  그리고 운동으로 열심히 걷다보면 웬만한 병은 다 나을 수 있습니다.
  앞으로는 '적자생존'이 아니라 '**걷자생존**' 입니다.
  음식·수면·운동은 다음 두 가지 약과 복용할 때 효과가 있습니다.
  육체와 더불어 마음과 영혼의 건강을 위해 꼭 필요한 것은 **웃음**
  (Laughter)과 사랑(Love)입니다.

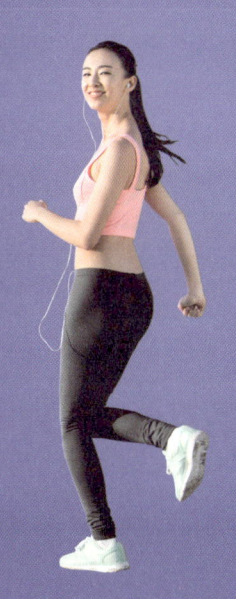

Chapter 05

"

몸짱기자가 추천하는
몇 가지 팁

"

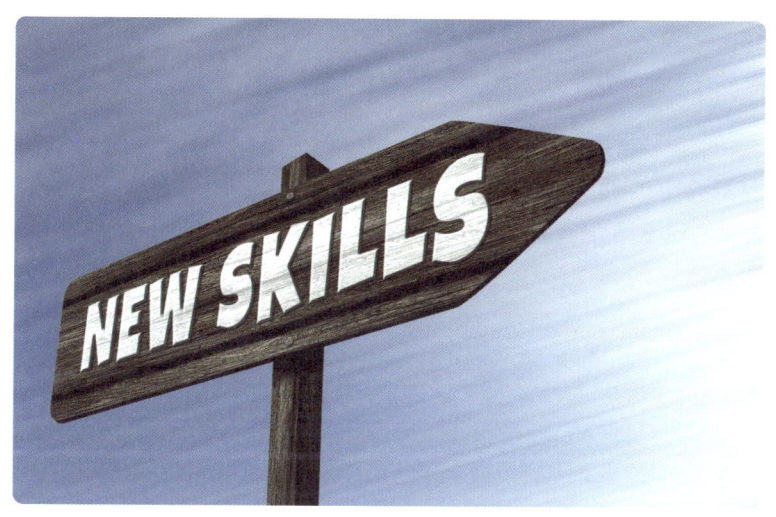

1. 노년일수록 근력운동 통해 '근육질(몸짱)'로 만들어야

100세 시대를 맞이하면서 은퇴 후에도 활발한 활동을 꿈꾸는 건강한 노년의 삶을 위해서 가장 중요한 것은 무엇일까? 아마도 '주위에 의지하지 않고 스스로 자유롭게 활동할 수 있는 건강한 신체'가 아닐까.

최근 노년인구 중에서 비만한 몸과 각종 성인병으로 고민하고 있는 사람들이 증가하고 있다. 이러한 노년에 있어서의 삶의 변화가 갈수록 심화될 것이다.

'인덕'이라고 불리던 두둑한 뱃살이 대표하는 비만은 각종 성인병을 유발하며 노년의 체중감소는 체력과도 직결된다. 따라서 체중관리와 근육량 관리는 그 어떤 것보다 중요하다.

1) 근육량, 근력운동과 식이요법으로 늘리자

50대 이후에 별다른 이유 없이 체중이 주는 것은 복부비만이 개선되지 않은 상태에서 근육이 빠져 팔과 다리가 가늘어지는 경우가 많기 때문이다. 이렇게 되면 운동능력이 떨어져 삶의 질이 현저하게 감소한다. 또 체중이 감소하는 사람은 흔히 영양불균형을 동반하는데 이 시기 영양불균형은 면역력 저하를 초래해 각종 질병을 초래하게 된다.

근육은 열량을 소모하는 엔진역할을 한다. 근육량이 많아야 기초대사량이 올라가 섭취한 열량이 지방으로 축적되지 않는다. 또 근육은 포도당을 대사하는 공장역할을 하기 때문에 근육이 많으면 당뇨에 걸릴 확률이 줄어든다.

최근에는 전체 몸무게보다 체지방과 근육의 비율을 중시한다. 비만하지 않더라도 근육이 적고 체지방이 많으면 대사증후군 위험이 높다. 흔히 말하는 '마른 비만'이 여기에 해당된다고 하겠다. 질병관리본부에 따르면 마른 사람이 정상인보다 사망위험이 오히려 1.5배에서 2배 높다.

보통 35세 이후 여성은 10년마다 1kg, 남성은 1.5kg의 근육이 소실된다. 따라서 나이가 들면서 근육이 사라져 체중은 줄지만 지방은 오히려 많아져 심장병이나 뇌졸중 등의 각종 성인병이 생길 위험이 높아지는 것이다.

2) 스스로 챙기는 5대 영양소로 근육량 증가

근육량을 증가시키는 방법은 다양하다. 1주일에 3회, 최소 30분에서 한 시간 정도 근력운동을 하는 것이 좋다. 근육의 힘을 키우면 뼈와 단단히 결합하는 양질의 근육을 늘릴 수 있어 낙상 등의 사고를 겪더라도 큰 부상을 막을 수 있다.

근육운동은 집에서도 얼마든지 가능하다. 벽에 기댄 채 앉았다 일어나기, 엉덩이 들어올리기 등을 하면 하체근육이 발달하고 윗몸일으키기, 팔굽혀펴기 등으로 상체근육도 발달시킬 수 있다.

하지만 **60대 이상의 노년층**은 무리하게 운동하면 부상의 위험이 있으므로 **운동**을 적당히 하면서 **근육량을 늘려주는 식품섭취**를 병행해야 한다. **콩·장어·고등어·닭고기·쇠고기**가 단백질 함량이 아주 많다. 특히 **콩**은 100g당 36.2g의 단백질을 포함하고 있는 고급 단백질 식품으로 콩 단백질은 운동능력을 향상시키는 효과까지 있어서 기력이 약한 노인들에게 특히 좋다.

5대 영양소를 식품을 통해 온전히 섭취하기는 쉽지 않다. 조리법이 번거롭고 단백질 섭취량을 늘리기 위해 한 가지 식품만 집중적으로 섭취하다 보면 영양소의 균형이 깨지기 쉽기 때문에 손이 많이 간다. 이럴 때 양질의 단백질과 함께 노년층에게 필요한 영양소를 골고루 담은 **뉴트리포뮬러**의 '**시니어 밀 플러스**'와 같은 시니어용 **단백질 보충제**를 활용해도 좋다. 시니어용 단백실 보충제는 식사대용으로도 섭취할 수 있지만 체중이 많이 줄었다면 물, 두유, 우유에 타서 출출할 때 간식으로 마시는 것도 좋다.

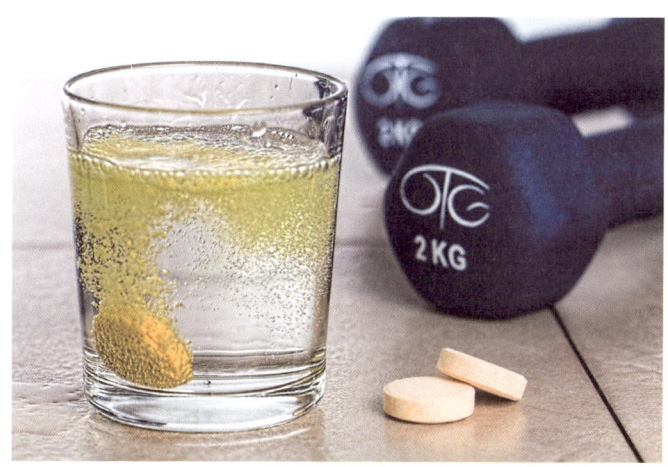

2. 다이어트에 성공하는 방법

1) 방법 하나

아침·점심·저녁 외엔 군것질을 하지 않고 대신 밥은 꼬박꼬박 챙겨먹는다.

식단조절 같은 거 하지 말고 평소에 먹던 것을 먹는다.

평생 식단조절, 한 음식만 먹으면서 살게 아니다.

앞으로 남은 한평생 밥 먹고 반찬 먹고 살아야 한다.

평소에 먹던 것 그대로 먹는다.

그래야 다이어트 끝나고 다시 보통식단으로 돌아왔을 때 타격이 없고 살이 안 찐다.

2) 방법 둘

운동량은 하루에 2시간씩. 운동장이나 헬스장까지 가는 시간과 오는 시간을 제외하고 순수하게 운동을 하는 시간.

처음엔 가볍게 걷다가 빨리 걷는다. 숨이 가빠질 정도로.

호흡이 가빠지면 천천히 걷는다. 한 30초에서 1분 정도면 어느 정도 잦아든다.

그러다 잦아들면 다시 빨리 걷는다. 이것을 반복하다 보면 천천히 걷는 횟수가 줄어들게 된다.

3) 방법 셋

비가 오나 눈이 오나 바람이 부나 계속한다.

비가 억수로 쏟아져도 간다. 비에 젖으나 땀에 젖으나 마찬가지다.

천둥번개가 쳐도 간다. 번개를 맞는 확률보다 로또를 맞을 확률이 더 높다.

이렇게 독하게 가는 이유는 딱 하나다.

운동 이렇게 독하게 하다보면 힘들어서 하기 싫다. 근데 하루 빠지면 그 다음 날은 몇 배로 하기 힘이 든다.

그래서 매일 시간만 되면 자동적으로 기계처럼 간다.

4) 방법 넷

운동장을 계속 돌다보면 지겨워서 못 돈다. 힘든 것보다 지겨워서 그만두자란 생각이 든다.

다이어트를 '살과의 전쟁'이라고들 하지만 아니다. 지겨움과의 전쟁이다.

이어폰을 통해 음악을 들으며 돌아도 두 시간 동안 같은 트랙을 계속 돌면 정말 돌아버릴 것 같다.

5) 방법 다섯

물은 많이 먹어야 한다.

운동 중에도 물을 많이 마셔야 순환이 잘 되기 때문이다.

물은 절대로 살이 안 찐다.

6) 방법 여섯

갑자기 식사량이 줄어 밤에 배고파서 잠이 안 온다. 이럴 땐 먹으면 된다.

대신 계란 프라이 하나 해서 먹고 잔다. 그러면 잠은 온다.

밤늦게 먹었다고 고민하거나 스트레스 받을 필요는 없다.

그까짓 거 다음 날 운동 더 열심히 해서 빼면 되는 거다.

많이 커져 있는 위를 줄여야 한다.

지속적으로 적은 양, 그리고 같은 양을 지속적으로 섭취를 하면 위가 줄어든다.

그래서 조금만 먹어도 배가 부른다. 이게 안 되면 다이어트도 성공하기 힘들뿐더러 힘들게 뺐더라도 다시 찌기 쉽다.

7) 방법 일곱

플라시보 효과!

같은 양을 먹고 같은 양을 운동하더라도 "난 지금 살이 빠지고 있어", "살 빠지는 게 느껴진다" 등 이런 생각을 하면 더 잘 빠진다.

마찬가지로 밤에 먹거나 생각보다 많이 먹었더라도 이까짓 거 먹었다고 찌진 않아 이런 생각을 하면 안 찐다.

8) 방법 여덟

살이 빠지는 것도 가속도가 붙는다. 그러다가 정체기를 맞고 그러다 다시 가속도를 보인다. 이걸 잘 이용해야 한다.

처음 운동하고 일주에서 이주 동안은 살 안 빠지는 시기라고 생각하면 된다. 이 시기는 그동안 살이 찌던 패턴에서 다시 빠지는 패턴으로 체질이 바뀌는 시기이기 때문에 살이 안 빠지더라도 더욱 열심히 해야 한다.

그래야 살이 빠지는 패턴으로 바뀌었을 때 살 빠지는 속도가 더 빠르다.

9) 방법 아홉

체중계 달고 살지 말아야 한다.

그거 날마다 달아봤자 스트레스만 받는다.

살 빠지는 거 확인은 샤워할 때 거울을 보면서 몸의 변화를 눈으로 확인한다.

눈으로 확인하고 많이 빠졌다 싶으면 그때 체중계 달아 본다. 그럼 기분이 좋아진다.

10) 방법 열

다이어트 기간을 최대한 길게 잡아야 한다.

몸짱기자는 다이어트와 몸만들기를 단기간에 많이 했다. 그러나 다이어트 기간을 1년 정도 이상 길게 잡아야 한다.

다이어트 기간을 길게 잡으면 스트레스도 안 받고 여유로워진다. 또한 생각보다 빨리 빠졌을 때의 기쁨도 크다.

살이 안 빠지는 게 아니라 자신이 살을 안 빼는 건 아닌지 고민해 봐야 한다.

다이어트를 독하게 하고 목표를 달성했을 때 웃는 어유를 가져야 한다.

3. 부위별 다이어트 방법이란 없다

다이어트 잡지나 정보를 보면 부위별로 살 빼는 방법들이 많이 소개되고 있다. 특정부위 운동을 할 때 근육이 자극이 된다고 부위별로 살이 빠진다고 착각을 할 수가 있다. 특히 여성들을 대상으로 하는 잡지나 인터넷에서 부위별 다이어트 방법을 홍보하는데 이는 검증되지 않은 방법으로서 효과가 없다. 실제로 유산소운동을 할 때 사용되는 에너지는 몸 전체의 피하지방이 소모되면서 얻어지기 때문에 부위별로 살이 빠진다는 것은 잘못된 생각이라는 것이다.

결론적으로 과학적인 이론으로 보았을 때 부위별로 살을 빼는 방법도 없으며 부위별로 빠지지도 않는다. 그렇기 때문에 복부비만 해소를 위해서는 전체적으로 살을 빼야 된다는 결론이 나온다.

4. 많이 움직여서 칼로리를 소비해야

5분 일찍 기상해서 기상 직후 국민체조 또는 스트레칭을 해준다. 엘리베이터 보다는 계단을 이용하고 서너 정거장 되는 거리는 걸어서 다닌다. 교통수단을 이용하더라도 앉지 말고 일어서서 근육에 계속 긴장을 주는 것이 칼로리 소비에 효과적이다.

그리고 수업 후 휴식시간이나 TV를 볼 때에도 틈틈이 스트레칭 등을 해주어서 근육에 긴장을 계속 유지하는 것이 칼로리 소비에 효과적이다. 시간 있을 때 마다 틈틈이 스트레칭을 가볍게 해주면 칼로리 소비에 효과가 있다.

이렇게 스트레칭을 자주 해주면 체형교정이나 라인을 형성해주는데 도움을 주어서 체형을 예쁘고 바르게 해주고 혈액순환 촉진 및 신진대사 증대에도 도움이 된다.

5. 멋진 몸짱 만들기

피트니스센터에 가면 근육맨들이 운동을 한 후 '보충제'로 불리는 것을 꼬박꼬박 챙겨먹는 장면을 볼 수 있다.

대부분의 보충제는 가루를 물에 타서 섭취하도록 되어 있다. 이 때문인지 보충제의 효능을 오해하고 곱지 않은 시선으로 보는 사람들도 있다. 반대로 운동은 소홀히 하면서 보충제만 먹으면 근육이 금방 붙을 것으로 기대하는 사람도 있다. 두 경우 모두 보충제를 '근육을 생성시키는 약'정도로 생각하고 있다는 공통점이 있다.

결론부터 말하자면 보충제는 절대로 약이 아니다. 만약 약이라면 약국에서 팔고 있어야 할 것이며 현재 보다 훨씬 더 까다로운 규정을 적용받을 것이다. 보충제는 말 그대로 부족한 영양분을 보충해주는 식품의 일종이다. 탄수화물, 단백질, 비타민, 무기질 등의 영양소를 먹기 쉽게 알약, 캡슐, 가루의 형태로 가공되어 나온 것이다.

'보충제'라 하면 웨이트 트레이닝 전후로 먹는 식품만을 생각하는 사람이 있다. 하지만 알약, 가루 형태의 비타민 제품도 보충제라 할 수 있다. 즉 평소에 음식으로 섭취하기 힘들거나 더 섭취해야할 필요가 있는 영양분을 간편하게 섭취하도록 만들어 둔 것이 보충제다.

6. 보충제는 보충제 일뿐, 운동이 최우선

근육 만들기, 다이어트를 말할 때 '운동-휴식-영양'의 3박자가 맞아야 한다. 실제로 이 중 하나라도 부족하면 운동의 효율이 떨어지거나 건강을 해칠 수도 있다. 하지만 운동초보들에게 가장 중요한 것은 '운동'이다. 처음 운동을 시작할 때는 운동이 몸을 변화시키는 데 있어 가장 많은 비율을 차지한다. 물론 영양섭취도 중요하지만 아주 세세한 것 부분까지 양과 질을 따져서 먹는 것은 '고급자'의 수준이다. 일반인 중에서도 준선수급이거나 실제로 선수인 사람들이다. 이들에게 있어 몸의 발달과 유지는 영양 섭취가 큰 비중을 차지한다. 하지만 운동 초보자들에게는 영양이 차지하는 비중이 사실 그렇게 크지 않다.

운동을 시작하면 우선 근력·근지구력·심폐지구력·유연성 등을 개선시켜 나가야 하며 이 과정에서 필요한 것은 자신이 힘들다고 느끼는 정도 혹은 그 이상의 강한 운동이다. 체력의 수준은 개인적으로 차이가 있다. 하지만 힘들다고 느끼지 않는 수준의 운동으로는 몸이 변하지 않는다. 뇌에서 '근육이 필요하다'라고 느낄 정도로 강한 신호를 보내야 몸에 근육이 붙는다.

조금 더 자세히 말하자면 근육은 해당 부위를 자주 사용해서 몸에서 필요성을 느낄 때 생성된다. 물건을 배달하는 사람들의 전완(손목에서 팔꿈치까지의 부위)을 보면 체구에 비해서 상당히 발달돼 있다. 매일 박스를 나르고 옮기는 과정에서 쥐는 힘이 요구되기 때문이다. 운동을 따로 한 것은 아니지만 자주 사용하기 때문에 몸에서 필요성을 인식해서 근육이 붙은 것이다.

7. 무엇을 하든 하루 세끼는 기본

운동 초보들은 하루 세 번 밥을 잘 챙겨먹는 것을 기본으로 해야 한다. 운동 전후로 약간의 탄수화물을 섭취하고 식단에서 단백질(고기, 계란, 콩, 두부) 등의 비율을 늘리는 정도로도 충분히 몸에 필요한 영양소를 섭취할 수 있다.

가장 중요한 것은 하루 세끼를 잘 챙겨먹는 것이다. 근육이 붙기를 원하는 사람은 양을 조금 늘리고 다이어트를 원하는 사람은 양을 조금 줄이면 된다.

물론 몸에 해로운 정제탄수화물(빵, 과자, 설탕 종류)은 되도록 피하고 포화지방(소고기, 돼지고기) 등은 양을 조절하는 것이 좋다.

단백질의 경우 보충제로 한 번에 해결된다고 생각하는 사람도 있다. 하지만 단백질을 아무리 많이 먹어도 필수아미노산(체내 합성이 불가능한 10가지 아미노산)이 부족하면 몸에서는 사용하지 못한다. 아미노산은 단백질을 이루는 기본 성분으로 단백질은 체내에서 아미노산으로 분해된 후 흡수된다. 하지만 식품 별로 필수아미노산 함량이 다르기 때문에 골고루 먹는 것이 좋다. 꼭 고기나 계란이 아니더라도 곡류, 콩, 두부에도 필수아미노산이 들어있다. 하지만 함께 먹어서 서로 부족한 것을 보충해야 몸속에서 단백질로 활용이 가능하다. 즉 하루 세끼를 먹을 때 현미, 잡곡, 콩, 두부, 계란 등을 함께 먹는 것이 좋다.

8. 뱃살 배고 탄력 있는 복부 만들기

대부분의 여성은 여름철 비키니가 어울리는 S라인 몸매를, 남자는 복부에 멋진 왕자가 새겨지는 것을 바라고 있다. 특히 남녀 모두 팔다리는 마른 편인데 비해 교묘하게 숨겨진 뱃살 때문에 고민하고 있는 사람이 많다.

윗몸일으키기를 많이 하고 달리기를 오랫동안 한다고 해서 그리고 홈쇼핑에서 새로운 운동기구를 구입했다고 해서 뱃살이 빠지는 것은 아니다. 그 동안 유행이나 화제가 됐던 '뱃살빼기, 납작배 만들기' 정보 또는 운동법은 모두 버리고 정확한 지식을 바탕으로 새롭게 시작하면 조만간에 멋진 복부를 신물 받게 될 것이다.

1) 뱃살을 빼는 운동은?

보통 윗몸일으키기 같은 복근운동이 뱃살을 빼는데 좋다고 알고 있는데 잘못된 정보다. 윗몸일으키기 같은 복근운동은 근력운동으로서 복부를 단련하고 근육량을 늘리는 무산소운동이다. 따라서 복근운동은 뱃살을 빼는데 큰 도움이 되지 않는다.

뱃살을 빼는 운동은 유산소운동이다. 뱃살을 빼려면 복부에 있는 체지방을 걷어 내야 되는데 유산소운동을 할 때 지방이 에너지로 사용되면서 뱃살 속에 있는 체지방이 빠지게 되는 것이다.

2) 산소운동의 선택 (조깅 VS 파워워킹)

달리기는 힘든 만큼 살 빼는 데 효과가 좋다고 알고 있는데 **달리기** 같이 운동 강도가 높아지게 되면 무산소운동 수준이 되어서 체지방을 에너지로 사용하는 것보다 그날 먹은 음식의 칼로리를 에너지로 사용하는 비율이 높아진다. 이에 비해 **파워워킹**은 유산소운동의 수준이 높기 때문에 체지방을 에너지로 사용하는 비율이 높아져서 체지방 감량에 더 효율적이라고 할 수 있다. 또한 파워워킹은 관절에 부담도 적게 주고 힘도 적게 들어서 초보자도 쉽게 소화할 수 있는 유산소운동이다.

3) 유산소운동의 시간

조깅의 경우 처음 20분 동안은 그날 섭취한 음식(글리코겐)이 에너지로 사용되다가 20분 이후부터 체지방이 에너지로 사용된다. 그래서 조깅은 쉬지 않고 20~30분 이상은 해야 효과가 있다.

파워워킹은 조깅보다 강도가 절반수준 밖에 되지 않기 때문에 파워워킹은 쉬지 않고 40~50분 이상은 해야 효과가 있다. 빠른 걸음으로 30분을 하게 되면 탄수화물을 에너지로 사용되는 비율이 높아지는 시간대이기 때문에 체지방을 에너지로 사용하는 비율이 높아지는 시간대(40~50분 이상)까지 해야 되는 것이다.

유산소운동 시 사용에너지 : 탄수화물, 지방, 단백질 등과 같은 음식물을 섭취하면 글리코겐(에너지 임시창고)으로 전환되어서 필요할 때 생활 또는 운동에 필요한 에너지를 공급해준다. 생활과 운동에 사용되고 남은 잉여량은 지방(에너지 저장창고)으로 저장된다. 지방은 비상식량과 같은 역할을 한다. 유산소운동 시 처음 시작부터 15분까지는 글리코겐을 사용하고 그 이후부터는 산소공급량이 증가되면서 산소가 체지방을 태우면서 발생되는 에너지를 사용하게 되는 것이다. 20분 이후부터는 체지방을 에너지로 사용한다.

4) 식이요법은 필수

뱃살은 운동 40%에 식이요법 60%로 해야 빠지는 것이다. 몸짱기자도
이 방법을 실천했다. 운동으로 체지방을 태워도 식습관에 변화가 없으면
다이어트 성공은 어렵다.

고단백, 저지방, 저칼로리 식단으로 구성하고 **야채와 생선위주**로 섭취하고
야식과 **간식**은 **금지**하며 **음식량**도 기초대사량에 맞게 **조절**하는 습관을 들
여야 된다.

5) 복근운동을 해야 되는 이유

복근운동 같은 무산소운동(근력운동)은 그날 먹은 음식의 칼로리를 에
너지로 시용히기 때문에 칼로리 소비효과는 있지만 체지방은 에너지로 사
용되지 않아서 지방을 제거하는 데에는 효과가 없다.

윗몸일으키기 같은 복근운동이 뱃살을 빼는데 효과가 없는 데에도 불
구하고 많은 사람들이 복근운동을 실시하고 있는 이유는 바로 탄력 있는
복부를 만들기 위해서다.

6) 추천 복근운동

윗몸일으키기는 허리에 부담을 많이 주고 복근에 걸리는 부하가 그만
큼 떨어지기 때문에 **상복부** 운동으로는 **크런치**(누워서 상체를 반쯤 올리
는 것)와 **하복부**는 **레그레이즈**(누워서 다리를 올리고 내리는 거)와 **외복사
근**은 **트위스팅 크런치**(옆으로 틀면서 상체를 반쯤 올리는 것)를 추천한다.

7) 복근운동 요령

멋진 복근을 만들려면 복근운동과 동시에 다이어트로 복부에 있는 체지방을 걷어 내야 된다. 체지방이 복근을 덮고 있으면 복근은 보이지 않는다.

여성의 경우에는 15~20회 정도의 반복횟수로 2세트 정도 실시해 다음날 알이 배기지 않는 선에서 마무리 한다.

남성의 경우에는 마지막 횟수를 한계점(실패지점)으로 해서 3~5세트를 실시한다. 남자는 다음날 알이 배기도록 강도 높게 실시한다.

하루는 상복부, 다음날은 하복부, 그 다음날에는 외복사근 이런 식으로 매일 실시해도 좋다. 웨이트트레이닝 전 워밍업 운동이나 끼워 넣기 운동으로 실시해도 좋다.

하복부는 상복부 보다 약하기 때문에 먼저 실시하는 것이 좋다. 그래서 한 번에 상하, 외복사근을 모두 실시한다면 하복부→외복사근→상복부 순으로 진행하는 것이 좋다. 반복속도는 천천히 반복하고 복부가 수축하는 자극을 느껴야 복근운동이 제대로 되고 있다는 증거다.

만약 정확한 자세가 어렵다면 쉬운 자세로 난이도를 낮추어서 실시한다. 예를 들어 손을 머리에 얹고 크런치 하는 것이 어렵다면 손을 바닥에 대거나 가슴에 대고 실시한다.

정확한 자세로 15회 이상 반복이 가능하면 난이도를 높여서 실시한다. 아령을 들고 상복부 운동을 하거나 모래주머니를 차고 하복부 운동을 하는 등 운동 전과 세트 사이에 복부주변을 스트레칭 해주면 부상방지와 유연성 증대에도 도움이 된다.

8) 복근운동 시 주의사항

크런치 같은 상복부 운동을 할 때 머리를 손으로 끌어올리거나 반동을 이용하면 운동효과가 떨어지기 때문에 정확한 자세로 복부의 힘에 의해서 동작한다.

상체를 너무 올리면 척추부담이 커지기 때문에 상체를 들어 올리는 각도는 35~45도 정도로 올린다(반쯤 올림)

머리를 들거나 숙이지 말고 머리는 척추와 일직선상에 위치하게 해서 운동한다.

머리 뒤로 깍지를 끼거나 머리를 손으로 잡지 말고 손은 머리와 붙지 않게 하는 것이 운동효과를 높일 수 있다.

동작 중에 바닥에 푹 누워버리면 복부의 긴장이 풀어지기 때문에 복부에 긴장이 계속 유지되는 범위로 동작하는 것이 좋다.

호흡법은 내릴 때(이완할 때) 숨을 들이마시고 올릴 때(수축할 때) 숨을 내쉰다.

9. 여성도 근력운동이 필요하다

여자는 나이를 먹을수록 운동부족으로 뼈의 밀도도 낮아지는 골다공증이 진행된다. 골다공증과 동시에 골격의 변형도 진행되면서 체형이 굽고 또는 틀어지게 된다. 자칫 늙어서 꼬부랑 할머니가 될 수도 있다. 이것은 운동량 부족과 평상시 바른 자세를 취하지 못하는 데에서 발생되는 것이다.

골격의 변형은 골반의 변형과 더불어 척추라인의 변형을 초래한다. 척추라인이 틀어지게 되면 목주변이나 어깨주변까지 변형되고 틀어져서 신체골격 전체가 틀어지게 된다. 신체의 골격이 바르지 못하면 원인을 알 수 없는 두통이나 각종 통증에 시달리게 된다. 요통 및 어깨질환에 고통 받게 되며 관절이상도 초래되어서 관절 질환에도 시달리게 된다.

여성이 결혼을 해서 임신을 하고 출산을 하게 되면 대부분 몸매가 엉망이 된다. 이는 임신 시 체중증가로 인한 신체적 부담과 골격이 변형되는 것이다. 또한 출산에 임박하게 되면 골반이 자동적으로 벌어지게 되는데 출산 후에 교정이나 운동을 해주지 않으면 골반이 변형되면서 다리를 휘게 만드는 원인이 된다. 여기서 부터 여자의 몸 망가지는 것은 시작되는 것이고 점차 자포자기 심정이 되면서 몸은 점점 더 비만하게 되면서 퍼지게 된다. 결국은 자기를 치장하거나 꾸미는 여성으로서의 흥미도 사라지게 되는 것이며 결국은 여자가 아닌 아줌마로 남게 된다.

바로 여자가 운동을 해야 되는 이유와 신체관리 프로그램에 맞추어서 자기관리를 해야 되는 이유가 여기에 있는 것이다. 미혼 때부터 자기관리와 운동을 철저하게 하는 사람들은 결혼 후 나이를 먹어서도 계속 하게 된다. 하지만 그렇지 않은 사람은 결혼을 하게 되면 바쁘다는 이유로 가족들 뒤치다꺼리 등으로 귀찮아서 운동이나 자기관리에 대해 소홀하게 된다.

그래서 운동하는 습관을 길들이려면 시작도 바로 하는 것이 좋다. 그러한 이유로 운동은 마음먹었을 때 바로 실행하는 것이 좋다. 내일로 미루게 되면 영원히 운동을 하지 못하게 되는 것이다.

▌ 여성과 근력운동

우리나라 여성들의 경우 과거에는 웨이트 트레이닝을 금기시 하는 경향이 높았는데 최근에는 웨이트 트레이닝이 여성층에도 많이 보급되고 있다. 특히 애플힙이 인기를 끌면서 건강하고 탄력 있는 몸매가 각광을 받고 있다. 흔히 웨이트 트레이닝이 남성들만의 고유운동으로서 무거운 중량으로 운동하는 것이 여성에게 체력적으로 부담이 될 것 같고 또 몸매가 남성과 같이 두껍고 울퉁불퉁하게 몸이 변하면 어떻게 하나하는 우려에서 비롯된 것이라고 볼 수가 있다.

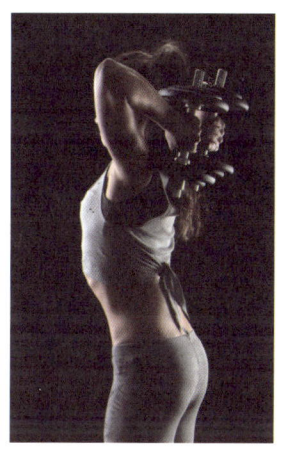

근육이 두껍고 울퉁불퉁 하게 되는 것은 남성호르몬(테스토스테론)의 영향으로 그렇게 발생되는 것이지만 여성의 경우 남성호르몬이 적게 분비되고 여성호르몬이 많이 분비되기 때문에 절대로 그렇게 되는 일이 없다. 안심하고 운동해도 되는 것이다. 여성호르몬인 에스트로겐은 생리, 임신 등 여성의 전반적인 것을 조절하는 호르몬으로서 특히 자궁, 유방, 피부 등을 여성스럽게 만들어 주는 호르몬이다. 이러한 여성호르몬(에스트로겐)은 근육을 쉽게 위축시키기 때문에 여성의 경우 근육량이 남자에 비해서 크게 부족하다.

여자는 여성호르몬이 많이 분비되고, 남성은 남성호르몬(테스토스테론)이 많이 분비되는데 테스토스테론이 남성다움과 근육을 만들어 내는데 도움을 주는 호르몬이다. 이러한 여성호르몬의 영향으로 여성이 근육운동을 해도 남성과 같이 울퉁불퉁 해지거나 근육이 두꺼워지는 경우는 없다.

근육량이 적고 지방이 많아서 체지방 비율이 높으면 몸무게가 적게 나가더라도 근육량이 많은 사람과 비교해서 뚱뚱해 보인다. 지방은 근육보다 밀도가 낮기 때문에 부피를 많이 차지한다. 그래서 체지방량이 많고 근육량이 적으면 뚱뚱해 보이는 것이다. 그리고 체지방률이 많으면 지방이 근육을 덮어 버려서 외관적으로도 신체가 축 늘어져 보이고 만지면 물컹물컹 출렁이는 물살만 느껴지게 되는 것이다.

몸에 지방을 빼기 위해서 근력운동을 하지 않고 다이어트만 하게 되면 몸에 지방만 빠져나가고 가죽은 그대로 남아서 피부가 탄력을 잃게 된다. 그렇기 때문에 지방이 빠져나간 자리를 근육을 만들어서 채워주어야 탄탄하고 날씬한 신체를 만들 수 있는 것이다. 그리고 근육량이 신체 골고루 적당하게 분포되어 있으면서 체지방 비율이 정상에 가까우면 신체도 탄탄하고 외적으로도 건강함을 느낄 수 있다. 또 근육은 골격라인과 운동(활동)각에 맞추어서 형성되기 때문에 가장 자연스러운 형태로 자리 잡게 된다. 이는 아름답고 균형 있는 신체를 만들어 줌과 동시에 곡선미 넘치는 모양으로 자리 잡아서 볼륨감 넘치는 신체를 만들어 준다.

칼로리의 소비가 근육의 활동으로 소비되기 때문에 근육량이 증대되면 근육의 활동량도 증가되면서 칼로리 소비량도 높아져서 다이어트에 더욱더 유리하게 된다. 그렇기 때문에 **요요현상을 방지**하려면 **근력운동**은 **필수**다. 근력운동 없이 다이어트를 하면 요요현상으로 이전상태 보다 더 심각한 비만상태로 돌아가기 쉽다.

근육량이 증대되면 소비 칼로리(기초대사량)가 증대되어서 살이 안찌는 체질로 되기 때문에 요요현상 걱정이 없게 되는 것이다. 또한 여성의 단점인 약한 체력을 강한 체력과 힘을 가지게 해줌과 골다공증 예방에도 근력운동은 큰 도움을 준다.

흔히 근력운동을 하는 여성분들 중에 몸매는 날씬해진 것 같은데 체중이 늘었다고 걱정하는 사람들이 많이 있다. 하지만 근력운동을 하는 사람들은 단순히 체중계로 몸의 변화를 알아보는 것 보다 체지방률이 얼마만큼 되는가에 신경을 쓰는 것이 정답이다. 다시 말해서 체중계로 자신의 다이어트 상태를 판단하지 말고 줄자 또는 체지방 기구로 판단하는 것이 중요하다는 것이다.

현대생활 특히 도심지에서 생활하는 일반적인 여성의 경우에는 운동량이 부족하기 때문에 근육량은 적고 체지방량은 많은 상태가 대부분이다.

간혹 여성분들 중에 남성호르몬(테스토스테론)이 많이 분비되는 경우가 있다. 이런 여성분들의 경우에는 근육이 두꺼워질 수도 있다. 이러한 여성분들의 경우에는 중량을 낮추어서 반복횟수를 15~20회 반복횟수로 조절해서 운동하는 것이 좋다. 근지구력 반복 횟수로서 두꺼운 근육(속근)이 아닌 지근(얇은 근육)을 발달시키기 때문에 근육의 벌크(두께)에 작게 관여하는 반복횟수이기 때문이다.

남성의 경우에도 체지방 제거 또는 슬림한 체형을 목표로 근력운동을 하는 사람의 경우 15~20회의 반복횟수가 적당하다.

10. 옷이 날개라는 말이 있다

어떻게 코디를 하고 어떻게 옷을 연출하느냐에 따라서 사람이 다르게 보이는 것이다. 하지만 아무리 비싸고 좋은 유명브랜드의 옷을 입어도 기본적으로 몸이 받쳐주지 않으면 폼이 나지 않게 되어 있다.

건물 골조의 폼(기본 바탕)이 좋아야 마감도 아름답게 떨어지는 것과 같이 사람도 기본 적으로 몸이 받쳐줘야 옷이 날개를 달게 되는 것이다. 몸이 좋으면 천 원 짜리 길거리 표 나시티 한 장을 입어도 몇 백 만원 브랜드의 옷을 입는 것 보다 더 가치 있고 폼 나게 보인다. 몸짱기자도 비싼 옷은 입지 않는다. 좋은 옷을 입을 형편도 되지 않지만 몸이 되니까 대충 아무거나 입어도 몸에 잘 어울린다. 건강하고 멋진 몸을 만들어 몸이 명품이 되면 옷은 싸구려를 입어도 멋있게 보인다는 것이다.

11. 집에서 기구 없이 멋진 몸 만들기

보디빌더와 같이 우락부락한 몸매를 추구하는 사람도 많겠지만 체조 선수 같이 균형 잡힌 몸매와 무술인 같이 강하면서도 각이 잡혀있는 조각 같은 몸매를 선호하는 사람이 많다. 또 권상우·이병헌 이나 요즘 아이돌 가수 같이 슬림한 체형의 잔 근육 몸매를 추구하는 사람들도 많다.

기구 없이 집에서 자기 체중을 이용해서 할 수 있는 근력운동(홈 트레이닝)만으로도 위와 같은 몸매를 만드는 데에는 큰 어려움이 없다. 물론 웨이트 트레이닝 원칙과 훈련원칙을 바탕으로 해야 효과를 볼 수 있는 것이다. 이론과 운동지식 없이 무작정해서는 부상만 당하고 노동만 하는 꼴의 운동이 되고 말 수도 있다.

역기 같은 중량운동은 신체를 누르는 작용이 발생되지만 이에 비해 철봉과 평행봉 운동은 전체 골격을 늘어트리는 효과가 있다. 때문에 운동난이도가 낮거나 낮은 강도의 운동부터 시작한다면 성장기 학생들에게 매우 좋은 운동이다.

성장기 학생이나 초보자에게 있어서 난이도가 높거나 고강도의 운동은 절대 금물이다.

집에서 탁자나 의자 또는 다양한 물건 등을 이용해서 운동을 할 수 있으며 물건을 보고 어떻게 운동을 할 것인가 구상하고 계획해서 자기만의 운동법을 개발하는 것이 필요하다. 철봉과 평행봉이 인근 공원이나 학교에 있다면 그곳에 가서 운동을 해도 효과적이다.

학생의 경우 휴식시간, 점심시간 또는 방과 후를 이용해서 학교에 있는 철봉이나 평행봉을 이용해서 운동하면 적절한 근육을 갖추면서도 균형잡힌 몸을 완성할 수 있다.

일반인도 퇴근하는 길 또는 저녁식사 후에 인근 학교나 공원의 시설물을 이용해서 운동하면 건강에도 좋고 몸에도 좋고 더불어 멋진 몸매를 가질 수 있다.

학생이나 바빠서 운동할 수 없는 일반인들은 헬스클럽에는 가기 어렵다. 집에서 시간을 쪼개어 운동하고자 하는 사람들은 자기 체중을 이용한 운동을 하면 효과적이다.

여기서 중량조절이 가능한 조립아령 1개를 구입해서 원암(한손씩 번갈아 가면서 실시)기법으로 실시하면 매우 효과적이다.

철봉과 평행봉 운동은 허리에 부담이 적고 척추를 늘어트리는 효과가 있기 때문에 허리가 아픈 요통환자들에게 좋은 운동이다.

팔굽혀 펴기도 처음에는 난이도가 적은 방법으로 실시하면 큰 무리 없이 할 수가 있다.

철봉 평행봉의 경우 초보자는 1회 반복하기가 어렵다. 낮은 높이에서 발을 대고 다리의 힘을 보조자 삼아 처음에 실시하면서 점차적으로 발에 힘을 줄이고 상체에 힘을 더 가하면 근육과 근력이 증대되고 나중에 정석으로 실시해도 무리 없이 실시할 수 있다. 철봉은 암스트롱 철봉을 구입해서 문틀에 설치해서 하거나 평행봉은 난간의 모서리 등이나 비슷한 높이의 물건 2개를 대고 이용해서 실시해도 효율적이다.

12. 흡연과 몸 만들기

흡연이 인체에 해롭다는 것은 모두가 알고 있는 사실이다. 이러한 흡연은 웨이트 트레이닝을 하는 사람들에게 있어서도 악영향을 주는 요소다.

흡연을 하게 되면 운동할 때 일단 숨이 가쁘고 스태미나가 떨어지며 호흡에도 장애를 주어서 운동하는 데에도 무리를 준다. 특히 운동하는 사람들에게 있어서 호흡은 아주 중요한 것이다. 운동할 때 호흡법이 잘못되면 답답해지고 운동능력이 떨어진다.

흡연과 운동관계를 따지고 볼 때 흡연은 산소운반 능력과 방출능력을 저하시키고 폐의 확산능력 저하는 물론 호흡기능을 저하시킨다. 이것은 웨이트 트레이닝 시 근육의 피로도를 증가시켜서 웨이트 트레이닝을 더욱더 힘들게 하고 고통스러움을 가중시켜 주는 요소로 작용된다.

흡연은 체내에서 코르티졸 호르몬을 높이는 것을 알려져 있다. 스트레스 호르몬의 일종인 코르티졸 또한 근육생성에 방해를 주는 물질이다.

우리가 섭취한 영양분은 간에서 단백질 합성 또는 글루코겐으로 만들어진다. 단백질 합성능력이 높아야 근육성장이 원활하게 되는 것이며 글루코겐은 우리가 근력운동을 할 때 근육수축과 팽창작용을 위해서 필수로 공급되어야 하는 에너지이다.

그런데 흡연을 하게 되면 간에서도 해독시키기 어려운 독한 것들이 무척이나 많은데 이러한 해독작용으로 간을 혹사시켜서 간 기능을 저하시키는 원인이 된다. 간 기능이 저하되면 근육을 만드는데 필요한 영양작용도 저하되고 그렇기 때문에 영양학적인 면에서 볼 때에도 흡연은 근육성장에 적이라고 할 수가 있다.

애연가로서 헬스를 하던 어떤 분의 경우에는 금연 한 달 만에 몸무게가 순수근육으로만 6.7kg 늘었다고 한다. 그리고 금연 후 운동할 때 느낌이 전보다 훨씬 강해졌다고 한다.

어쩔 수 없이 금연을 하지 못해서 계속 피우게 되는 경우에는 운동직후 흡연은 반드시 피해야 한다. 운동 직후에는 좋은 영양소만 공급하고 신체의 모든 조직이 휴식을 취해야 되는 시점이다. 이때 흡연을 하게 되면 평소보다 2배 이상의 악영향을 받게 된다. 꾹 참았다가 운동 후 최소 1시간 이후에 흡연을 하는 것이 좋다.

그러나 이렇게 담배를 참는 것도 스트레스고 운동에도 안 좋으니 이왕 금연을 결심해 보는 것이 낫겠다. 운동을 하는 사람들은 효과적인 트레이닝을 위해서 이제 금연을 한번쯤 생각해 봤으면 하는 바람이다.

'건강한 사람이 부자다' 라는 말이 있다. 특히 100세 시대에 있어서는 건강이 무엇보다도 중요하다. 바쁘다는 핑계로 운동을 못하고 있는 대한민국 국민 모두가 이 책을 통해 운동을 시작해서 건강한 노후를 보낼 수 있기를 바라는 마음이 간절하다. 바쁜 생활 속에서 삶에 지쳐서 힘들고 어려울 때일수록 건강을 위한 운동을 꾸준히 해야만 한다. 건강해야만 치열한 경쟁에서 뒤쳐지지 않고 살아남을 수 있다. 건강하고 매력적이며 개성 있는 몸은 훌륭한 무기가 될 수 있다. 이 책을 접하는 독자 여러분 모두가 죽는 날까지 모질게 운동을 해서 건강한 100세를 맞이했으면 한다.

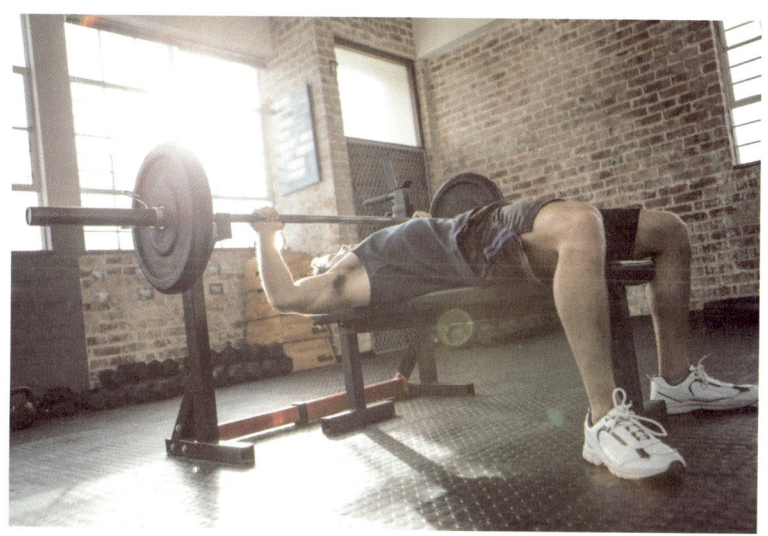

✦

• | 참고서적 | References | •

- 40대부터 시작하는 건강짱 몸짱 만들기
- 다음 카페 몸짱 만들기

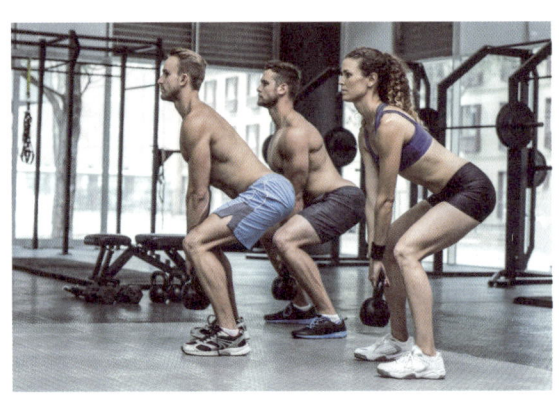

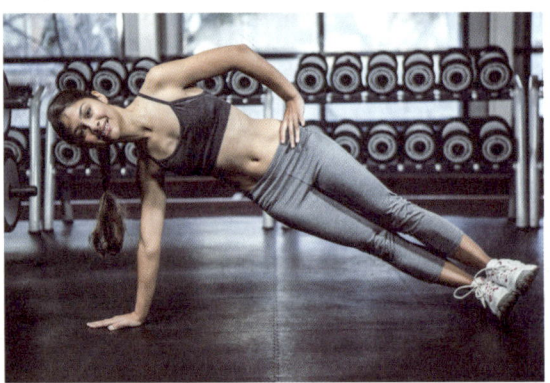

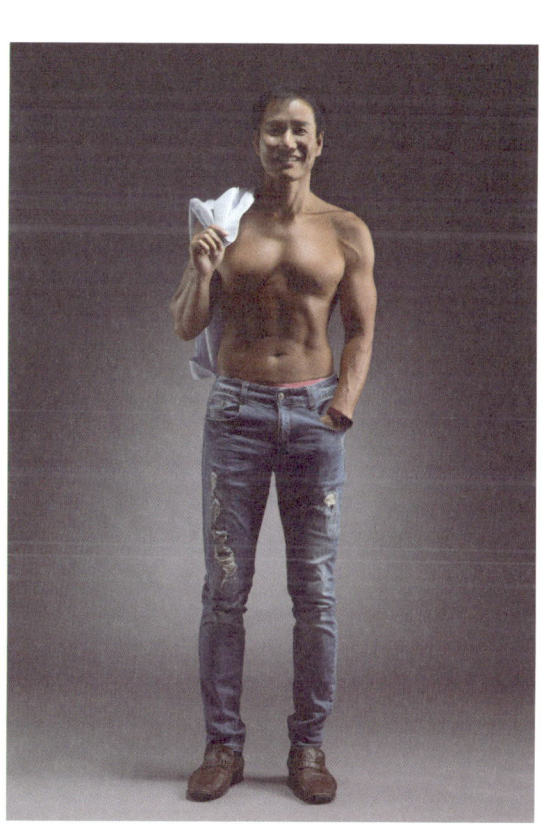